KB250900

용서스위치

마음먹은 대로
마음을 움직이는
기적의 건강법

용서스위치

오노코로 신페이 지음 | 김윤경 옮김

bs
브레인스토어

지금 당신이 용서할 수 없는 일은 무엇인가? 어쩌면 아직도 용서할 수 없는 '그때, 그 사람에게 들은, 그 한 마디'가 지금껏 당신의 뇌리에 맴돌고 있기에 당신은 무언가 해결의 실마리를 얻을 수 있지 않을까 하는 마음으로 이 책을 집어 들었는지도 모르겠다.

당신 주변에서 수없이 일어나는 용서할 수 없는 일 그리고 당신의 내면에 꽁꽁 숨어 있는 여러 가지 감정.

초조, 짜증, 분노, 화, 두려움, 불안, 실망, 실의, 슬픔……

이러한 감정은 당신의 몸을 속박한다. 그리고 당신의 몸을 자유

롭지 못하게 방해한다.

근육, 뼈의 기능, 호흡, 소화, 심장 고동 등 우리의 신체는 무의식 속에서도 다양한 활동을 하는데, '용서하지 못하는 마음'은 우리의 몸을 더욱더 긴장시키고 근육을 굳게 하여 자율신경이나 호르몬에까지 영향을 미친다.

내가 이렇게 말한다면 당신은 놀랄 것이다.

"다이어트에 실패하는 이유는 어머니를 용서하지 못하는 감정이 있기 때문이다."

"변비가 낫지 않는 이유는 10년 전 친구에게 들은 한 마디를 떨쳐내지 못했기 때문이다."

"피부가 점점 더 거칠어지는 것은 옛 애인을 잊지 못하기 때문이다."

나는 지금까지 2만 건이 넘는 카운슬링을 해왔다. 내가 실시하는 카운슬링은 조금 특이하게도 상담자의 두통, 요통, 생리통 같은 신체의 증상에서 그 사람의 마음 한 구석에 박혀 있는 감정을 찾아내는 일이다.

나는 마음속 감정이 어떻게 신체의 기능을 떨어뜨리는지 설명하고, 일상에서 '마음의 생활습관'이 만들어낸 신체의 습관과 편향을 지도하여 보다 많은 사람들이 더욱 생기 있고 힘차게, 자신감으로 가득 찬 생활을 할 수 있도록 지원해왔다.

19년에 걸친 카운슬링 경험 중에는 우울증이나 은둔형 외톨이 같은 정신적인 고민을 토로한 상담자도 많았다. 또한 힘겨운 상황에 놓인 암환자들이나 현대 의학으로는 치유할 가능성이 없다고 알려진 난치병 환자들과도 만나왔다.

이렇듯 오랜 기간의 경험에서 깨달은 것은, 건강 상태가 어떻든 신체에 특정 증상이나 질병이 있는 사람들에게는 공통점이 있다는 사실이다. 바로 '용서할 수 없는 마음'이다. 반대로 누군가를 용서한 결과 기적적으로 병이 치유되거나 오랫동안 겪어온 신체의 고통이 거짓말처럼 사라진 사례를 수없이 봐왔다.

자신 속에 웅크리고 있는 '용서하지 못하는 마음'을 깨닫는다면, 그리고 마음 한 구석에서 용서를 허락한다면 그 순간 놀라운 힘에 의해 스스로의 몸이 편안해지는 것을 경험하게 될 것이다.

이때 한 가지 중요한 문제가 있다. 마음의 용서가 신체의 고통을 없애준다고는 하지만, 사람의 마음이 생각처럼 쉽게 바뀌지는 않는다는 사실이다. 가령 우울증으로 상담을 받아온 사람이 과거에 겪었던 일을 알아낸다고 해도, 또한 과거에 경험한 용서할 수 없는 감정을 애써 찾아냈다고 해도, 그것으로 지금의 증상이 100퍼센트 개선된다고 볼 수는 없다.

'용서할 수 없는 마음'은 누구에게나 있다. 그 사실을 깨달았다고 해서 쉽게 용서할 수 있는 것도 아니다. 깨닫는 것과 용서하는 것은 별개의 문제다.

마음을 바꾸는 일은 신체를 변화시키는 것보다 어렵다. 그래서 나는 상담자들에게, 신체에 초점을 맞추어 생활습관을 바꾸는 방법을 알려주고자 한다. 그 방법이 바로 이 책의 제목인 《용서스위치》다.

'용서스위치'에는 일곱 가지가 있다. 각각 7개의 스위치마다 신체에서 접근하는 미션이 있다. 나는 상담자의 다양한 상황에 맞는 미션을 골라 연구했다.

과연 어떤 결과가 나왔을까?

"도저히 용서할 수 없었던 어머니를 용서할 수 있을 것 같아요."

"그렇게도 싫어하던 상사인데 전혀 신경 쓰이지 않습니다."

"절대로 용서하지 못할 것 같던 과거의 일을 깨끗이 털어버렸어요."

이런 이야기를 무척 많이 들었다. 신체에 초점을 맞추었을 뿐, 약간의 미션을 일상에서 조금씩 실천했을 뿐인데 말이다. 신체에 초점을 맞춘 미션을 실천하는 것만으로 신체뿐만 아니라 마음까지 긴장이 풀어져 '용서할 수 없는 마음'이 차차 녹아내린 것이다.

이 책에서는 이러한 나의 카운슬링 경험에서 신체를 편안하게 풀어주어 마음을 여는 데 초점을 맞춘, 지금까지 없던 새로운 몸과 마음의 메커니즘을 알려주고자 한다. 다음 페이지에 나와 있는 〈이 책 사용법〉을 참고로 하여 부디 이 책을 자유롭게 활용하기 바란다.

당신의 몸이 편안해지면 저절로 다른 사람을 너그러이 받아들일 수 있게 되고, 자신을 용서했을 때 당신의 신체는 지금까지 느껴보지 못한 상쾌함으로 둘러싸일 것이다. 그 상쾌한 느낌은 당신 주변에 전파되어 틀림없이 당신의 가족과 친구까지도 행복하게 할 것이다.

자연치유력학교 이사장
오노코로 신페이

: 이 책 사용법

현재 자신의 상황에 맞춰 어느 부분이든 책을 펼쳐라. 자신에게 효과적인 '용서스위치'를 발견했다면 몇 가지든 조합하여 반드시 자신의 '신체 생활습관'에 녹아들게 하라.

이러한 증상이 있는가?

▶ 집중이 되지 않는다. 아침에 일어나기가 힘들다. 10시간 이상의 수면이나 우울 상태가 지속된다. 호르몬 리듬이 붕괴됐다. 좋아하던 일에 흥미를 잃었다. 은둔형 외톨이다. 될 수 있으면 사람을 만나고 싶지 않다. 심각한 길치다. 시차에 약하다.

제7 용서스위치
115페이지

▶ 눈이 침침하다. 안구 피로, 결막염, 화분증이 있다. 비염, 코막힘이 심하고 코피를 자주 흘린다. 잇몸이 붓는 증상이 있다. 치아에 이물질이 자주 낀다. 구강염과 축농증이 있다. 귀가 잘 안 들린다. 중이염, 이명증, 현기증을 자주 경험한다. 구강 호흡을 하고 미각장애와 후각둔화가 있다.

제6 용서스위치
99페이지

▶ 목에 통증이 있고, 결림이 심하다. 목이 좌우로 잘 돌아가지 않는다. 인후통이 있고, 일어섰을 때 현기증이 난다. 손목에 통증이 있고 손가락 끝이 자주 굳으며 손이 거칠다. 목소리가 잘 나오지 않는다. 거식 또는 과식을 한다. 갑상선 이상(호르몬 이상) 증상이 있다. 탈모가 있다. 발음이 부정확하고 양쪽 눈의 크기 차이가 심하다. 운동 부족과 행동력 저하 현상이 심하게 나타난다.

제5 용서스위치
85페이지

▶ 위팔에 지방이 잘 붙고 수족냉증이 있다. 가슴, 왼쪽 무릎, 왼쪽 어금니에 통증이 있다. 심장 두근거림, 호흡곤란, 생리 시 가슴 뻐근함이 느껴진다. 매년 감기에 걸릴 정도로 감기에 잘 걸린다. 면역력이 저하되고 알레르기 증상이 있다. 겨드랑이나 상반신에 땀이 많다. 높고 좁은 곳이 무섭다. 패닉장애, 고소공포증이 있다.

제4 용서스위치
69페이지

▶ 변비, 설사, 배 당김으로 고생하고 있으며, 위 체증, 위염, 위 처짐 현상이 있다. 과민성 대장 증후군, 구강건조증, 부스럼, 구취, 등 여드름, 두드러기, 식품 알레르기가 심하다. 입 주위가 헐어 있고 구강염이 심하다. 복부팽만이 있고, 배에 가스가 자주 찬다. 호흡이 얕다.

제3 용서스위치
53페이지

▶ 생리불순, 생리통이 심하다. 자궁근종이 있으며 월경과다 현상이 있다. 섹스 혐오증 혹은 섹스 의존증이 있다. 피부가 거칠고 편두통, 요통, 무릎통증, 고관절 통증, 발목 염좌, 안면 홍조증이 있다. 피가 머리로 올라가는 증상이 있고, 하반신 냉증이 심하며, 발에 힘이 잘 들어가지 않는다. 결벽증이 있다. 남성의 경우 임포텐츠 현상이 있고, 정자가 감소한다.

제2 용서스위치
37페이지

▶ 살이 빠지지 않는다. 과식, 변비, 설사, 요실금, 질염, 치질, 대하증, 음부 가려움증이 있다. 하반신 비만이 심하고 불면증으로 고생하고 있다. 똑바로 앉기 힘들다. 피부가 거칠다.

제1 용서스위치
21페이지

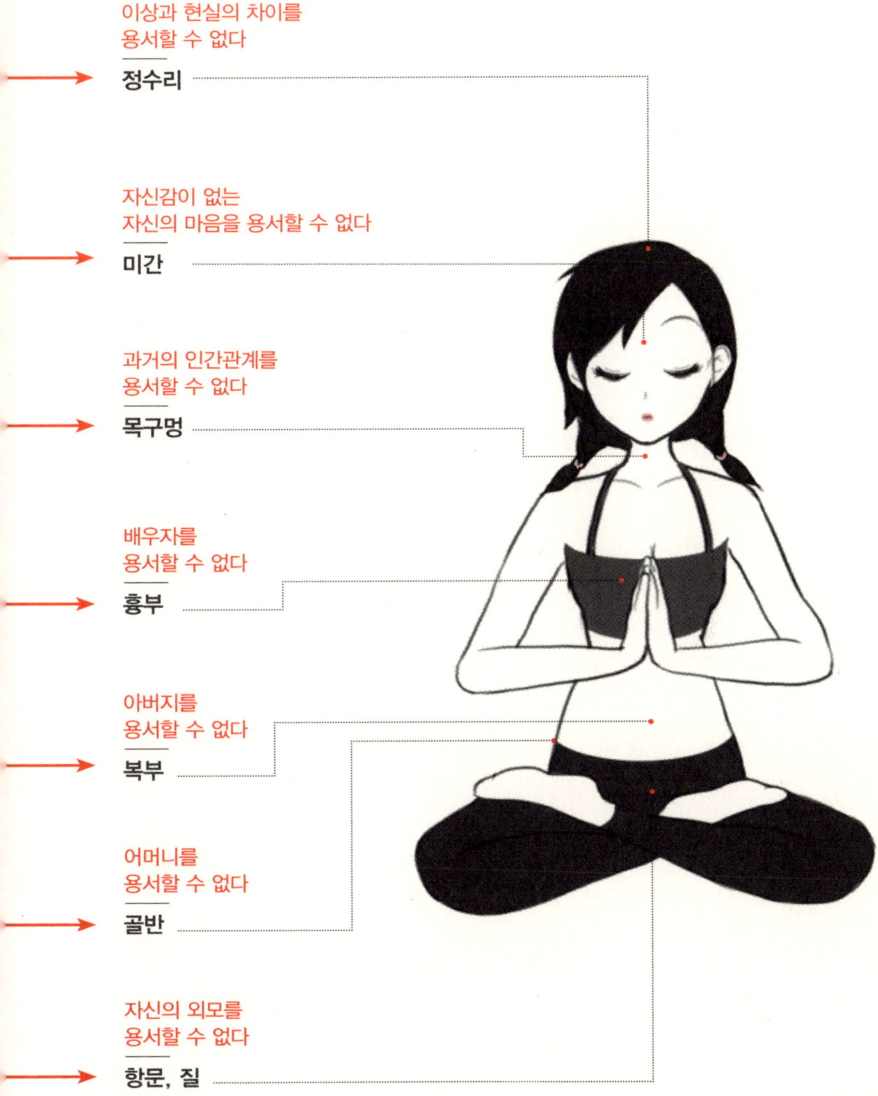

이상과 현실의 차이를
용서할 수 없다
정수리

자신감이 없는
자신의 마음을 용서할 수 없다
미간

과거의 인간관계를
용서할 수 없다
목구멍

배우자를
용서할 수 없다
흉부

아버지를
용서할 수 없다
복부

어머니를
용서할 수 없다
골반

자신의 외모를
용서할 수 없다
항문, 질

PART
1

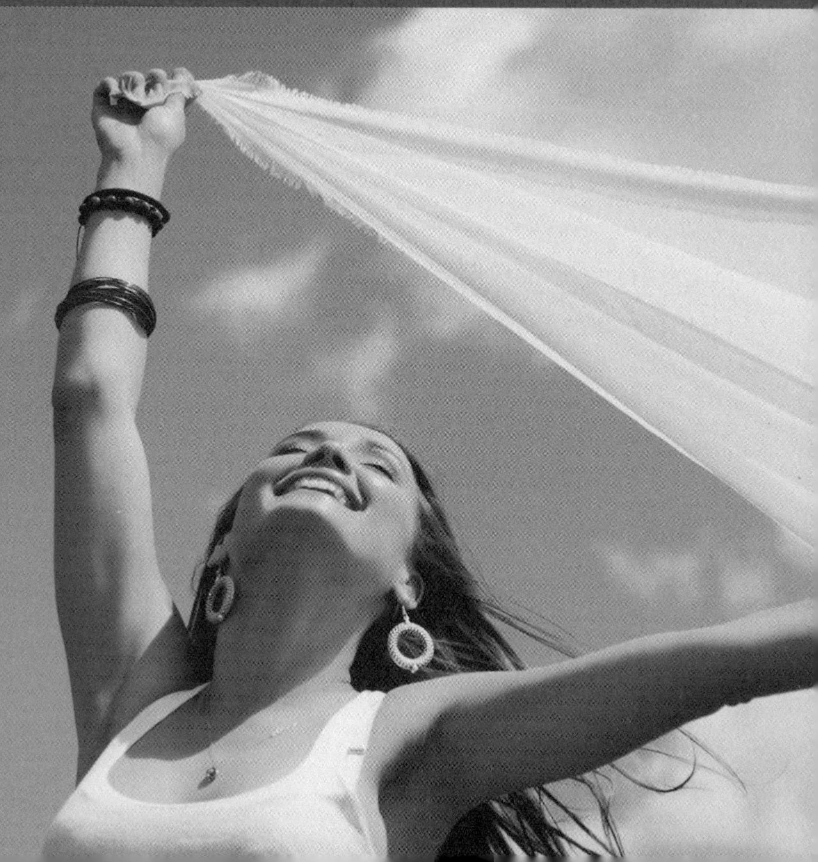

몸과 마음을 용서하는
7가지 미션

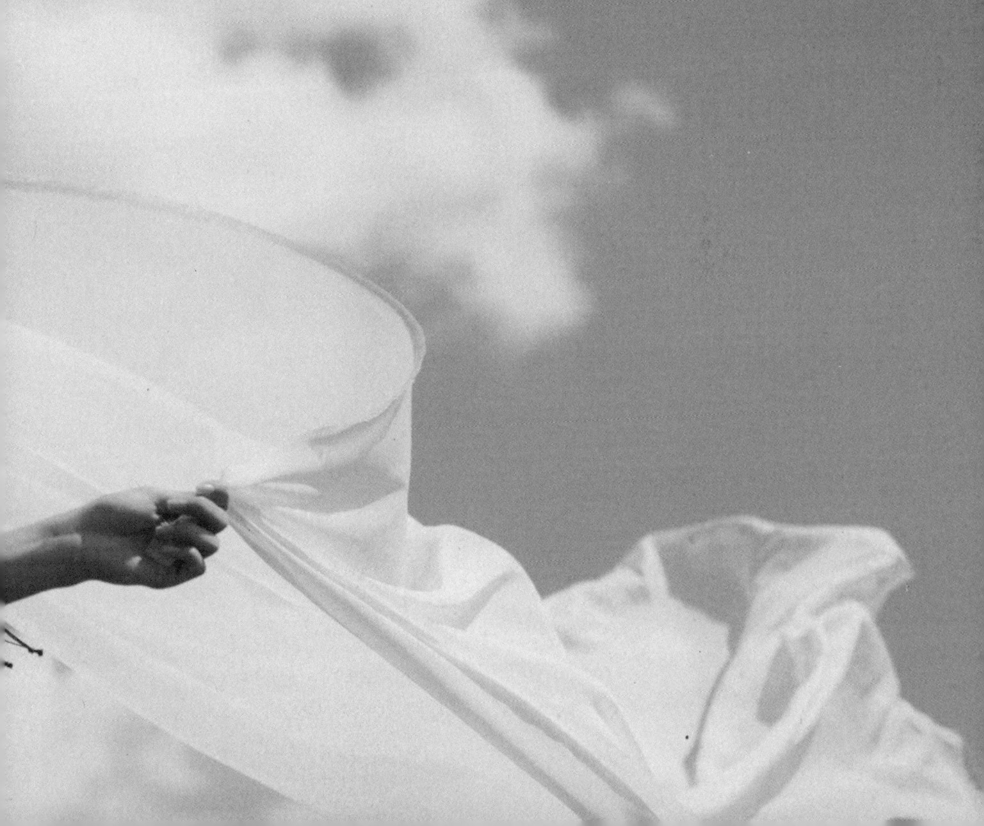

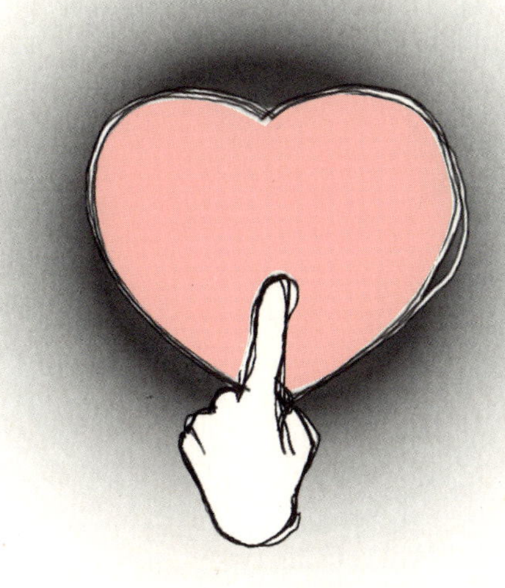

제1 용서스위치

자신의 외모를 용서하라

내 몸의 용서스위치는
'ON'일까?

항문과 질은 골반저근이라는 근육의 상태에 따라 스위치의 온·오프가 좌우된다.

일어섰을 때 항상 항문이 바로 아래를 향하고 있는가?

'Yes'라면 ON!
'No'라면 OFF!

제1 용서스위치가 꺼지면… check □

내 자신과 나의 외모 □
다리가 짧은 나 □
다리가 휜 나 □
엉덩이가 크고 처진 나 □
촌스럽고 세련되지 못한 나 □
허벅지가 굵은 나 □
귀엽지 않은 나의 얼굴 □
가슴이 작은 나 □
몸매가 형편없는 나 □
눈이 작은 나 □
어느 한 구석 예쁜 데가 없는 나 □

… 을(를) 용서할 수 없다

제1 용서스위치가 켜지면… check □

하반신 비만 □
냉대하증 □
살이 빠지지 않는다 □
음부 가려움증 □
과식 □
불면증 □
변비 혹은 설사 □
똑바로 앉기 힘들다 □
요실금 □
거친 피부 □
질염 □

… 이(가) 나을 수 있다

제1 용서스위치는
자신을 인정하는 것과 관련된 스위치다

제1 용서스위치는 부신(副腎)이라는 내분비선과 깊은 관계가 있다. 부신은 신장(腎臟) 위에 위치한 아주 작은 내분비기관으로 부신에서 분비되는 호르몬에는 염증을 억제하고 스트레스를 이겨내는 기능이 있다. 이러한 기능을 인공적으로 재현한 약품이 바로 우리가 익히 들어 알고 있는 부신피질호르몬제, 즉 스테로이드제다. 스테로이드제는 피부염과 류마티스 관절염, 그리고 천식을 치료하는 데 사용된다.

우리 몸에는 천연 스테로이드제가 항상 작용하고 있는데, 자신의 체형이나 외모에 불만을 느끼면 부신 기능이 저하돼 스트레스에 약해진다. 그 결과 과식이나 변비, 질염이 생기기도 하고 나아가 치질과 하체 비만 등 한층 더 심각한 질병이 나타나기도 한다.

제1 용서스위치
감도가 좋은 사람의 특징

제1 용서스위치가 발달되어 있는 사람은 겉으로 보기

에는 온순한 인상을 풍기지만 내면에는 단호한 가치관과 자존심을 지니고 있어 개성이 매우 뚜렷하고 독창적인 성향을 띤다. 자신의 세계관을 확신하며 '전부 아니면 제로(all or nothing)'를 선택하는 성격이므로 인간관계도 확실하게 구분 짓고 싶어 한다.

이렇듯 매사 망설임 없이 결정하며 살아갈 수 있는 이유는 자신을 100퍼센트 인정하기 때문이다. 자신의 장점뿐만 아니라 단점까지도 전부 존중하기에 콤플렉스를 느낀다거나 남과 비교해서 주눅 드는 일이 없다. 다른 사람에게 휘둘리지 않고 자신이 지닌 가치관을 살려서 새로운 것을 상상하고 창조해내는 능력이 있다. 또한 다른 사람들을 이끌어나가는 지도자로서의 자질도 갖추고 있다.

제1 용서스위치가 꺼지면
무기력하고 우울해진다

제1 용서스위치가 활성화되지 못하면 무기력하고 우울해지며 약간 비현실적인 기분마저 든다. 인간관계에도 지치고 이렇게 살아봐야 아무 의미가 없다는 비관에까지 이르게 된다. 또한 자기 신체의 결점만 눈에 들어온다. 너무 살쪘다고 느껴 '먹으면 안

돼’, ‘살을 빼야지’ 하는 강박관념에 사로잡히기도 하고 날씬한 사람과 자신을 비교하고는 우울해져서 사람 만나기를 꺼리는 은둔형 외톨이 성향을 보이기도 한다.

이러한 정신 상태는 과연 몸에 어떠한 악영향을 미칠까? 의외일지도 모르지만, 우선 제1 용서스위치가 있는 항문과 질에 힘이 들어가지 않는다. 힘이 들어가지 않으면 치질, 월경과다 또는 요실금이 생길 뿐만 아니라 장기 전체가 아래쪽으로 내려가기 때문에 장기가 제대로 기능을 다하지 못해 여러 가지 좋지 않은 증상을 일으키는 원인이 된다.

외모가 점점 더 미워지는 악순환의 연속

섭취한 음식을 에너지로 잘 변환하지 못하면 과식하는 습관이 생겨 살이 빠지지 않는다. 그리고 자신을 부정하는 데만 신경을 쏟다 보니 에너지가 몸속을 돌지 못하여 행동력이 저하된다. 따라서 운동량이 줄어들어 하체에 살이 잔뜩 붙게 된다. 이때 에너지는 불완전 연소가 되어 결국은 밤에 좀처럼 잠을 이루지 못하는 상황까지 벌어질 수 있다. 수면이 부족하면 장의 기능이 약해져 변비나 설사가 생기고 피부도 거칠어진다.

이렇듯 제1 용서스위치가 꺼지면 점점 더 상황이 악화되고 나쁜 현상이 되풀이된다. 그러다 보면 이런 마음이 들어 울고 싶어질 것이다.

'이제 아무도 만나고 싶지 않아. 더는 살고 싶지 않아.'

아무도 없는 혼자만의 세계에 갇힌다

이 세상에 당신 혼자 존재한다고 상상해보라. 그때도 당신은 여전히 고민하게 될까? 세상에 혼자가 되었을 때 무엇보다 곤혹스러운 일은 '내가 누구인지 알지 못한다'는 사실일 것이다. 자신밖에 없는 세상이라면 아마도 '나는 누구인가?' 하는 의문조차 떠오르지 않을 것이다. 이 세상에서는 누군가 다른 사람과 비교할 수 있기 때문에 '나는 나'라고 인식한다. 즉, 우리는 사람들 사이에서 자신이 누구인지를 인식하기 위해서 이 세상에 태어난 것이다.

공부나 스포츠 재능, 키 차이, 또는 미인 여부의 개념은 비교할 수 있는 대상이 있기 때문에 생긴다. 올림픽 금메달리스트라고 하더라도 만약 이 세상에 자신과 치타밖에 존재하지 않는다면 분명 '나는 달리기를 너무 못해!' 하고 한숨지을 것이다.

가난이나 질병에 관련해서도 '나는 앞으로 가난해질 것이다', 'A

는 병에 걸리고 B는 병에 걸리지 않는다'는 식의 절대적인 기준은 없다. 다만 이 세상에 존재하는 다양한 상대적 차이를 인식하고 그 차이 속에서 자신이 어디에 위치하고 있는지를 아는 것이 중요하다.

제1 용서스위치를 켜면
외모는 저절로 따라온다

현대인들은 건강한 생활에 대해 이야기할 때 '병이 있는지 아니면 없는지' 두 가지 상황만을 두고 판단하는 경향이 있다. 즉 '영(0)과 일(1)' 중에서 양자택일하는 숫자식 사고에 익숙해져 있을 뿐 두 수의 '사이'에는 그다지 관심이 없다. 0과 1 사이에는 소수점 이하의 숫자가 무한히 존재한다. 실제로 우리는 그 소수점 이하를 각각 다른 개성으로 여기며 살아가고 있다. 소수점 이하를 '나는 나'로 인식하기 위해 나 이외의 다른 사람이 존재하며 이 세상 모든 존재는 나를 나로 깨닫기 위한 수단이라고 생각하자.

자신의 개성을 인식하라

사람은 병에 걸려 입원을 하거나 인간관계에서 외로움을 느낄

때, 또는 세상의 일상사에서 멀리 떨어진 상황에 놓이고서야 비로소 세계와 자신의 차이를 인식한다. 이때 처음으로 보이는 사실이 있다. 자신과 주변의 관계를 인식함으로써 그 '차이를 깨닫게 되는' 것이다(일본어로 '깨달음(득도)'의 뜻을 지닌 '悟り'와 '차이를 안다'는 뜻의 '差取り'는 둘 다 '사토리'라고 읽는다. 일본어에서는 같은 음의 다른 뜻을 지닌 단어들로 언어 유희를 즐긴다 — 역주).

비교나 상대, 인식의 개념은 육체를 가지고 태어날 때 비로소 생겨난다. 이는 모든 사람이 조금씩 다른 외모를 지니고 태어난다는 사실로 증명된다. 거꾸로 말하자면, 자신이 누구인지를 아는 것이야말로 세상에 태어난 가장 큰 목적이다. 이 사실을 의식하면 자신의 주변 사람들을 보는 시각도 달라지지 않겠는가. 모든 것은 자신을 인식하기 위해서 존재한다.

타인은 자신을 비추는 거울

세계 어디든 여행할 수 있는 시대라고 해서 모든 나라에서 지낼 기회가 있는 것은 아니다. 또한 세계 인구가 70억 명을 돌파했다고 한들 과연 인생에서 얼마나 많은 사람을 알고 지내겠는가. 인생에서 만나는 사람은 한계가 있다. 그러니 지금 당신 주변에 있는 사람과 만날 가능성은 이미 '인연'이라고밖에 할 수 없는 확률이다. 결국 우리는 인생을 살아가면서 자신의 눈앞에 있는 사람을 거울로 삼아 자신을 깨닫고 있는 것이다. 그러므로 제1 용서스위치를 켜는 일은 당신 주변의 거울에 투영된 자신을, 좋은 점과 나쁜 점을 포함해서 전부 인정하고 사랑하는 일이기도 하다.

항문 조이기로 12킬로그램을 감량하다

제1 용서스위치가 켜지지 않는 사람은 눈에 보이지 않는 에너지가 항문으로 빠져나간다. 항문을 조임으로써 평소 엉덩이에서 빠져나가는 에너지를 '지방 연소에 사용하겠다'고 몸에 알릴 수 있다. 아울러 자신이 되고 싶은 이상적인 몸매의 이미지를 그려보는 것도 중요하다.

이제 제1 용서스위치를 켜자. 오늘부터 2주일 동안 항문을 조이는 데 집중해보자. 하지만 온종일 항문을 조이기는 어려우므로 걸을 때만이라도 항문을 조이는 데 의식을 집중하자.

신체 심리학자(body psychologist)로 일한 지 19년이 되었다. 어떠한 유형의 사람이든 결과를 얻을 수 있는 다이어트는 아무래도 '항문을 조이는' 방법이었다. 사실은 나도 항문을 조이는 방법만으로

12킬로그램의 체중을 감량하는 데 성공했다.

입부터 항문까지는 하나의 관으로 이어져 있다. 관의 출구인 항문의 기능이 향상되면 식사의 적정량이 명확해지므로 배가 꽉 차게 먹지 않아도 숟가락을 내려놓을 수 있게 된다.

하지만 항문을 조이기만 해도 살이 빠진다니 계속 조이고 있겠다는 등 의욕이 넘치면 오히려 호흡이 곤란해질 수 있으니 절대로 무리해서는 안 된다. '생각날 때마다 해보겠다', '힘들 정도로 무리하지는 않겠다'는 두 가지 사항을 지키면서 시작해보자.

앞으로 소개할 '항문 조이기 워킹' 미션을 실시할 때는 발끝의 방향도 신경 써야 한다. 발끝이 바깥 또는 안쪽으로 향하지 않도록 두 발을 평행으로 하고 똑바로 내딛는다. 이 동작만 실천해도 등 근육이 쭉 펴져 자세가 좋아진다.

올바른 자세는 체형을 바로잡는 데 무척 중요하다. 체간에 힘이 집중되기 때문에 몸의 축이 중심을 바로잡는다. 그러면 중심축을 지닌 몸은 에너지 효율이 높아져 지방 연소도 활발히 이루어진다.

'항문 조이기 워킹'은 쉬워 보이지만 막상 해보면 꽤 어렵다. 도전하면 알게 되겠지만 제1 용서스위치가 켜지면 몸이 에너지를 사용하는 양상이 달라져 살이 빠지는 방향으로 몸이 움직이는 것을 확실히 느낄 수 있다.

식사할 때 첫술은 30번 씹어라

제1 용서스위치 효과를 향상시키는 또 한 가지 방법은 식사할 때 첫 번째 한 숟갈을 30번 씹는 것이다. 앞에서도 설명했듯이 입에서 항문까지는 하나의 관으로 이어져 있기 때문에 꼭꼭 씹어야 침이 증가하고 음식에 함유된 영양소가 몸으로 효율성 있게 소화, 흡수된다. 그러면 자연히 많은 음식물을 필요로 하지 않게 된다.

제1 용서스위치 온!
항문 조이기 워킹

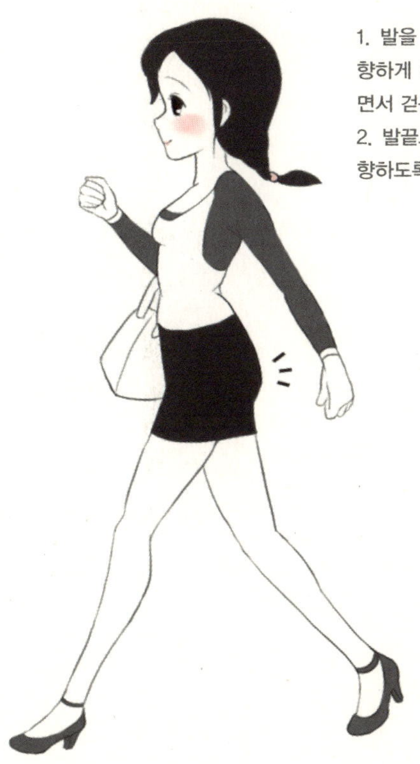

1. 발을 앞쪽으로 똑바로 향하게 하고 항문을 조이면서 걷는다.
2. 발끝도 같은 방향으로 향하도록 주의하자.

▶ 우선 오늘부터 2주일 동안 계속해보자. 단, 숨 쉬기가 힘들 정도로 무리해서는 안 된다.

제1 용서스위치 한 번 더 온!
항문과 질의 근력 트레이닝

1. 의자에 살짝 걸터앉는다.
2. 다리를 팔자로 벌리고 5초 동안
   항문을 조인다. 이 동작을 3회
   반복한다.

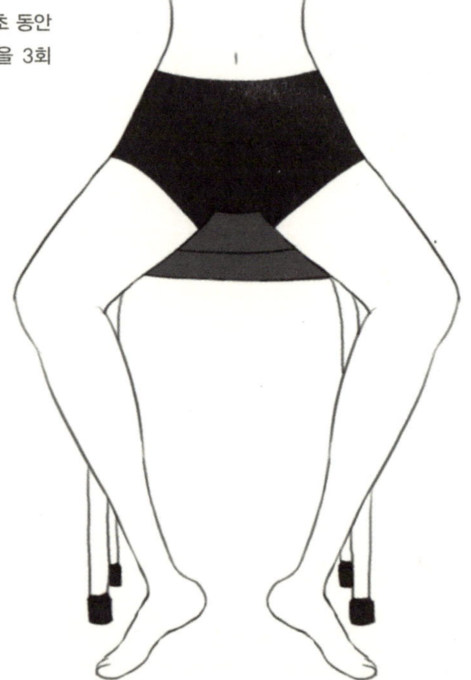

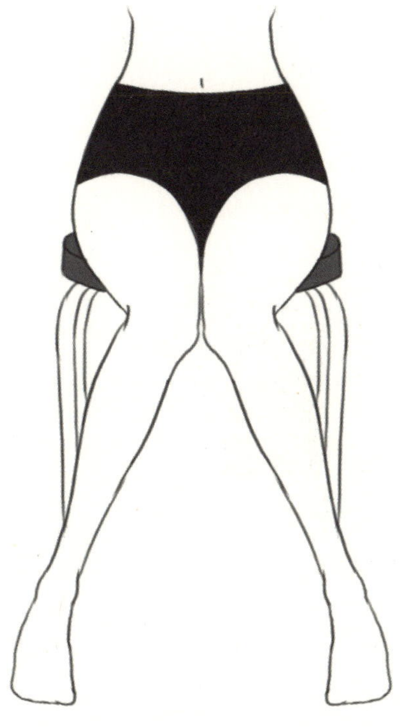

3. 이번에는 허벅지를 안쪽으로 모으고 5초 동안 질을 조인다. 이 동작을 3회 반복한다.

▶ 다리를 바깥쪽으로 벌릴 때는 항문을 조이고 안쪽으로 붙일 때는 질을 조인다는 점을 잊지 말자. 1~3의 동작을 하루에 두 번 이상 실시한다.

제1 용서스위치는
후각 센서를 발달시킨다

제1 용서스위치가 켜진 사람은 후각이 뛰어나다. 후각은 '진짜를 확인하는' 감각이다. 제1 용서스위치가 켜진 사람은 '진짜'를 지향한다. 진짜를 추구한다고 해서 값비싼 것만을 가리키는 것은 아니다. 자신이 정말로 좋아하는 것만 소유한다는 뜻이다.

유행이나 상식에 따라 고른 양복이나 인테리어가 있다면 다시 확인하여 사용해보고 마음에 쏙 드는 것만 소유하자. 또한 신체의 목소리에 귀를 기울여 몸이 원하는 음식을 선택해서 먹어보자. 자신이 원하는 진짜를 지향하는 데 집중하다 보면 인공적인 냄새가 싫어지기도 한다. 그럴 때는 화초가 지닌 자연의 향기나 아로마 향, 또는 허브를 생활에 적극적으로 활용하면 좋다.

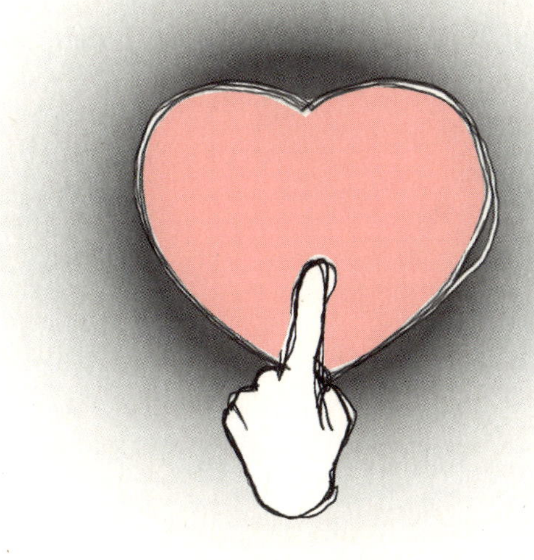

어머니를 용서하라

내 몸의 용서스위치는
'ON'일까?

골반은 볼기뼈와 엉치뼈 및 꼬리뼈로 이루어져 있다. 이 각각의 뼈가 만나는 관절의 가동 단계에 따라 스위치의 온·오프가 좌우된다.

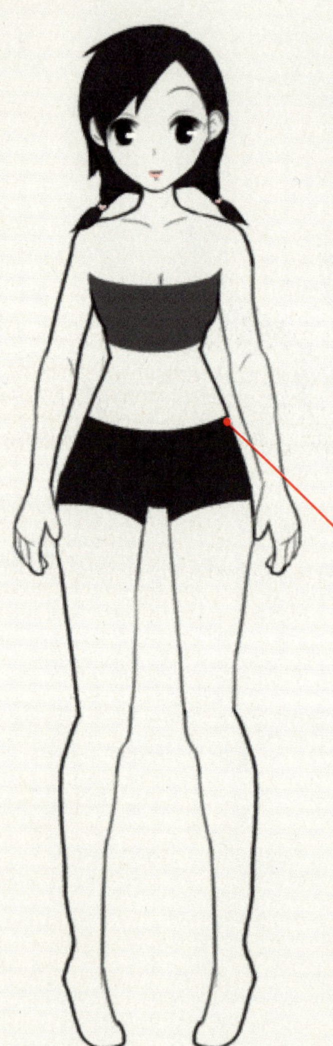

허리를 좌우로 돌릴 때 뒤쪽 정면을 향해 비틀어도 힘들지 않은가?

'Yes'라면 ON!
'No'라면 OFF!

제2 용서스위치가 꺼지면…　　　　　　　check □

당신에게 상처를 준 어머니　　　　　　　　　□
당신을 업신여긴 어머니　　　　　　　　　　□
당신의 마음을 불편하게 한 어머니　　　　　□
당신의 기대에 응해주지 못한 어머니　　　　□
어머니다운 일을 하나도 해주지 못한 어머니　□
어머니를 떠올리게 하는 연상의 여성　　　　□
명령하듯 말하는 직장 상사나 학교 선배　　　□
시어머니　　　　　　　　　　　　　　　　　□

… 을(를) 용서할 수 없다

제2 용서스위치가 켜지면…　　　　　　　check □

생리불순　　　　　　　　　　　　　　　　　□
생리통　　　　　　　　　　　　　　　　　　□
자궁근종　　　　　　　　　　　　　　　　　□
월경과다　　　　　　　　　　　　　　　　　□
섹스 혐오 또는 섹스 의존　　　　　　　　　□
여성호르몬 불균형에 의한 피부 트러블　　　□
편두통　　　　　　　　　　　　　　　　　　□
요통 · 무릎 통증　　　　　　　　　　　　　□
고관절 통증 · 발목 염좌　　　　　　　　　　□
안면홍조증 · 피가 머리로 올라가는 증상　　□
하반신 냉증　　　　　　　　　　　　　　　　□
발에 힘이 들어가지 않는다　　　　　　　　　□
결벽증　　　　　　　　　　　　　　　　　　□
남성의 경우 임포텐츠 · 정자 감소　　　　　□

… 이(가) 나을 수 있다

제2 용서스위치는

성(性)과 파트너십에 관련된 스위치다

　　　　골반은 2개의 볼기뼈와 엉치뼈 및 꼬리뼈로 이루어져 있는데, 여성은 자궁, 난소, 난관, 방광, 직장 그리고 남성은 전립선, 정낭, 방광, 직장으로 구성되어 있다. 볼기뼈와 엉치뼈가 신체의 안정과 하반신의 가동력을 담당한다. 또한 척수와 뇌를 순환하는 뇌척수액의 순환에도 중요한 영향을 미친다. 골반은 성의 억압, 이너 차일드(inner child, 어린 시절의 감정이나 동기가 성인이 되어서까지 그대로 유지되는 현상-역주)라는 과제가 드러나기 쉬운 부위다.

　또한 제2 용서스위치가 있는 장소는 아기가 세상에 나오기 위해 약 10개월을 지낸 곳이므로 어머니와 깊은 관계가 있다. 특히 여성은 모녀관계가 원활하지 못하면 골반 내의 장기에 좋지 않은 증상이 일어나기도 한다.

제2 용서스위치

감도가 좋은 사람의 특징

　　　　제2 용서스위치가 발달되어 있는 사람은 대개 주변 사

람들에게 애정을 듬뿍 받으며 구김살 없이 자라나 자신감이 넘쳐
흐르며 긍정적인 성격이다. 일이나 학업은 물론, 놀이와 취미에도
매우 적극적이고 '생각이 떠오르면 곧장 행동으로' 반영하기 때문
에 엉덩이도 허벅지도 단단하고 날씬한 인상을 준다. 건강한 체질
이므로 생리통과 같은 부인과 계통의 고민과도 인연이 멀다.

스트레스에도 강하고 넓은 시야로 다각적인 견해를 지니고 있
어서 설령 실패를 하는 일이 있어도 발상의 전환이 빠르다. 목표를
향해 계획적으로 행동하며 당장 해야 하는 일을 착착 해나간다.

곁에 있기만 해도 왠지 푸근한 느낌을 주므로 주위 사람들이 저
절로 미소를 짓게 되며, 어떠한 일로 상담을 청하든 희망을 얻을
수 있는 조언을 해준다.

제2 용서스위치 가 꺼지면
가족관계가 소원해진다

제2 용서스위치가 활성화되지 못한 사람은 부모와 자식
의 관계에서 문제를 안고 있는 경우가 많다. 반면에 주변 사람들에
게는 활기가 넘치며 인생을 즐기면서 무척 당차게 살아간다는 인

상을 준다. 이는 결코 강하다는 뜻이 아니다. 어릴 때부터 가족관계가 원만해지도록 신경을 쓰느라 자신이 어릿광대가 되어 분위기를 살리려는 습관이 몸에 배어 있어 집 밖에서도 무의식적으로 즐거운 듯이 행동하기 때문이다.

생리통과 자궁근종이 생긴다

부모, 자식 간의 관계가 원만하지 못한 사람은 제2 용서스위치가 있는 골반 내의 기관에 질병이 잘 생긴다. 여성이라면 생리통이나 자궁근종, 자궁내막증과 같은 부인과 계통의 질병으로 고민하는 경우가 있다. 또한 신체를 지탱하는 골반이 불안정하므로 척추와 허리에 힘이 들어가지 않아 요통이나 무릎 통증이 생기기도 한다.

허리를 나타내는 한자 '요(腰)'는 '달 월(月)'에 '요긴할 요(要)'를 쓰는데 실제로 몸을 받쳐주는 토대인 허리가 약해지면 심리적으로는 누군가에게 보호받거나 사랑받고 있다는 느낌이 옅어져 마치 긴장의 실이 끊어진 것처럼 정신이 불안정해진다. 어떤 일에서도 인생에 기쁨을 느낄 수 없게 되고 방에 틀어박히거나 멀리 도망가고 싶어지기도 한다.

신체의 균형이 중요하다

이러한 심리 경향은 제2 용서스위치가 꺼져 있기 때문에 생긴다. 제2 용서스위치를 작동시키려면 무엇보다도 신체의 균형을 유지해야 한다. 신체는 여러 가지 '균형'으로 이루어진다. 그중에서도 상하, 전후, 그리고 좌우의 균형이 중요하다.

상하의 균형=정신과 신체의 균형 경제적인 문제나 육체의 건강 유지 등 현실적인 생활과 정신적인 면의 균형을 뜻한다. 지나치게 정신세계를 추구한다거나 과식 또는 순간적인 욕구 등 육체의 쾌락을 추구하며 살아가면 신체는 그에 상응하는 이상 증상을 나타냄으로써 균형을 이루려고 한다.

전후의 균형=미래와 과거의 균형 우리는 대개 '현재'를 살아가면서 과거의 일에 사로잡히거나 아직 오지도 않은 미래를 걱정하며 현재의 에너지를 과거와 미래로 분산하고 있다. 전후, 즉 현재와 미래 또는 과거의 불균형이 확연히 드러나는 것이 요통이다. 요통은 허리 주변 근육에 균형이 깨지면서 발생하는 경우가 많다. 신체의 앞쪽인 복근의 힘과 뒤쪽인 등근육의 힘이 서로 버티어 맞서지 못해 생기는 것이다.

좌우의 균형=여성성과 남성성의 균형 남성성과 여성성은 사회성과 개인 내면의 균형을 나타낸다. 현대인의 신체는 우측에 남성성으로 인한 문제가, 좌측에 여성성으로 인한 문제가 드러나는 경향이 있다. 즉, 자신의 여성성이 상처받으면 신체의 좌반신에 무언가 신호로 나타나게 된다.

제2 용서스위치를 켜려면
센터 볼의 이미지를 그려라

이제 이미지를 그려보자. 배꼽 중심에서 아래로 약 10센티미터 내려간 부분에서 골반의 안쪽으로 들어간 곳에 당신의 중심축, 즉 '센터 볼(center ball)'이 있다. 탁구공 정도 크기의 볼이, 안에 물을 가득 채운 채 빙글빙글 돌면서 끊임없이 균형을 맞추고 있는 모습을 이미지로 떠올려보자.

센터 볼은 신체의 오른쪽에 문제가 생기면 왼쪽으로 균형을 잡고 등에서 문제가 생기면 앞쪽으로 굴러 균형을 잡는다. 그런 방법으로 신체의 좌우, 상하, 전후의 균형을 유지한다. 머리와 신체의 관계에서도 이 볼이 상하로 이동하면서 균형을 이룬다.

골반 속에서 당신의 중심을 담당하는 센터 볼. 이 센터 볼을 항상 의식하면 '자신의 축'이 확립되어 어떤 문제에 부딪치더라도 과잉 반응하지 않고 객관적으로 상황을 판단할 수 있게 된다. 그 결과 인간관계의 갈등이나 수많은 스트레스에 강해진다.

이번에는 자신의 신체 축이 초고속으로 빙글빙글 돌고 있는 모습을 상상해보자. 좌우, 상하, 전후에서 볼 때 당신의 신체 축은 과연 어떤 형태가 될까.

전후로 타원인가, 상하로 타원인가, 아니면 좌우로 비뚤어진 형태인가. 초고속으로 회전하여 공 모양이 되었을 때 그 형태가 예쁘다면 '물방울' 같을 것이다. 동글동글하게 차올라 넘치려는 탱탱한 물방울.

우리 몸의 60~70퍼센트는 물로 이루어져 있다. 무엇보다 생명의 시작인 '수정란'은 매우 예쁜 공 모양으로, 99퍼센트가 물이다. 우리의 인생은 공 모양의 물방울에서 시작되는 것이다.

표면장력으로 가득찬 물방울. 입김을 불면 형태가 달라지지만 결국은 탱글탱글하게 원래의 공 모양으로 되돌아온다. 이 싱싱한 느낌을 당신의 골반 속에 그려보라. 그 모습이 바로 이상적인 센터볼이다.

센터 볼은 스트레스를 주거나 개성을 드러내면 한쪽으로 치우친다. 사람이 한 발짝도 움직이지 않으면 센터 볼이 작게 뭉쳐버리기 때문에 때로는 크게, 때로는 작게 내밀으면서 기울기에 균형을 맞추어야 신체가 성장한다.

예를 들어 남성에게 받은 스트레스는 몸의 오른쪽부터 오는데 이때 센터 볼은 일단 왼쪽으로 치우쳤다가 다시 중심으로 되돌아오려고 한다. 이때 스트레스에 지나치게 반응하면 우측으로 되돌아오려는 힘이 너무 강해지므로 몸의 오른쪽이 긴장되어 결리거나 통증이 생긴다.

또한 과거의 트라우마로 인한 스트레스는 등 쪽부터 온다. 이때는 센터 볼이 배 앞쪽으로 기울면서 균형을 잡으려고 한다. 그리고 나서 한가운데로 되돌아오려고 하면 강한 트라우마에 대한 저항 때문에 되돌아오려는 힘이 너무 강해져서 등과 허리 통증이나 결림의 원인이 된다. 반대로 등 부위에 힘이 들어가지 않아 새우등처럼 굽는 일도 많다.

어떤 스트레스에 정면으로 딱 부딪치면 센터 볼에 금이 가고 만다. 버드나무 가지가 휘어지듯이 잠시 기울여서 센터 볼의 균형을 잡으면, 즉 센터 볼이 한가운데로 되돌아오는 이미지로 스트레스를 잘 다루면 좋을 것이다.

인생도 마찬가지다. 우리는 기울고 넘어지면서도 그만큼 다시 크게 되돌리면서 성장해간다. 당신이 갖가지 문제에 부딪쳤을 때 그 문제를 해결하는 데는 지금 당신 자신이 얼마나 기울어져 있는가가 큰 도움이 된다.

결코 과도하게 반응하지 않고 일단 받아들이면 자연스럽게 원래의 위치로 되돌아간다. 그런 여유를 지닐 수 있다면 인생 또한 매우 즐거울 것이다.

여성의 신체는 7년 주기

여성의 골반 내에 있는 중심 기관은 자궁이다. 아기에게 있어 자궁은 엄마 뱃속에 있는 침대인 셈인데, 평상시에는 크기가 7센티미터밖에 되지 않는, 의외로 자그마한 부위다.

여성의 신체는 7의 배수가 되는 해에 그 기능에 변화가 일어난다. 동양의학에서는 자궁이 '신장'에 속한다고 하는데, 신장에 관한 숫자가 바로 '7'이다. 7은 여성과 인연이 깊은 숫자라는 사실을 기억해두자.

자궁의 기울기는 마음의 기울기

자궁은 앞으로 약간 기울어져 있는 것이 정상 상태다. 머리를 너무 많이 사용해서 뇌에 피로가 잘 쌓이는 사람은 자궁이 뒤쪽으로 기울어져 등 쪽으로 올라가 있는 경우가 많다. 자궁이 오른쪽으로 내려간 사람은 스트레스가 쌓이면 식욕이 감퇴하는 반면, 왼쪽으로 내려간 사람은 과식을 하는 경향이 있다. 그밖에도 엉덩이를 좌우로 흔들면서 걷는 사람은 자궁의 위치가 안정되어 있지 않아 스트레스를 느끼면 바로 초조해져 자신감을 잃는 경향이 있다.

자궁의 기울기를 바로잡는 일은 몸과 마음의 단단한 관계를 유지하고 당신의 감정을 안정시키는 데 매우 중요하다. 이제 소개할 '골반이 편안해지는 유연 프로젝트'와 '무릎 톡톡 체조'는 자궁의 기울기를 바로잡는 기능을 한다. 반드시 매일 실시하여 습관처럼 몸에 익히자.

제2 용서스위치 온!
골반이 편안해지는 유연 프로젝트

1. 자세를 똑바로 하고 발끝으로 선다.

2. 중심을 조금씩 뒤로 이동하면서 발뒤꿈치로 중심을 가져간다.

3. 1과 2를 반복하여 10회 실시한다(순서가 바뀌지 않도록 주의한다).

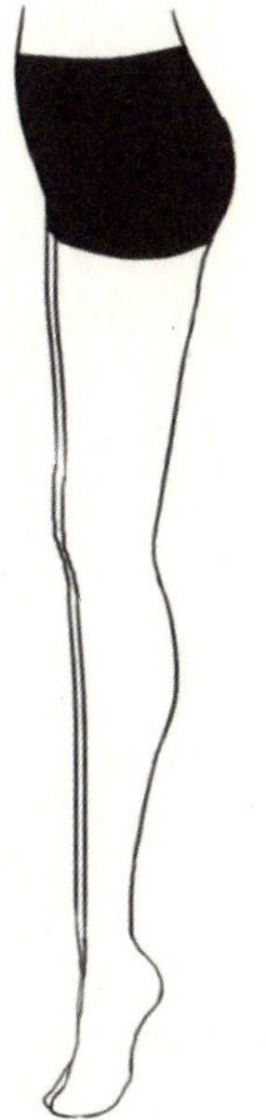

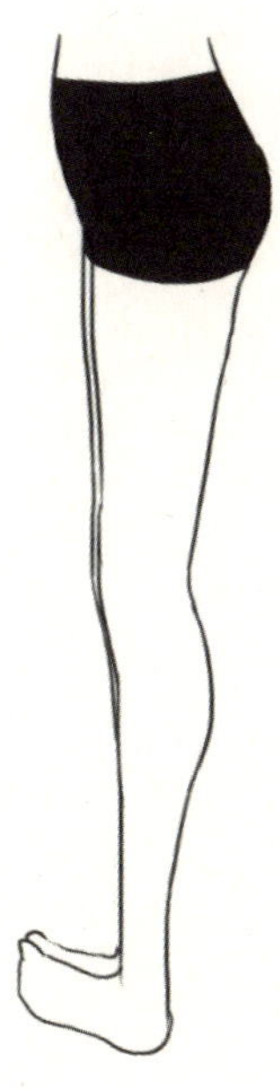

4. 두 발의 안쪽에 체중을 싣는다.

5. 중심을 조금씩 이동하여 두 발의 바깥쪽으로 중심을 옮긴다.
6. 4와 5를 반복하여 10회 실시한다.

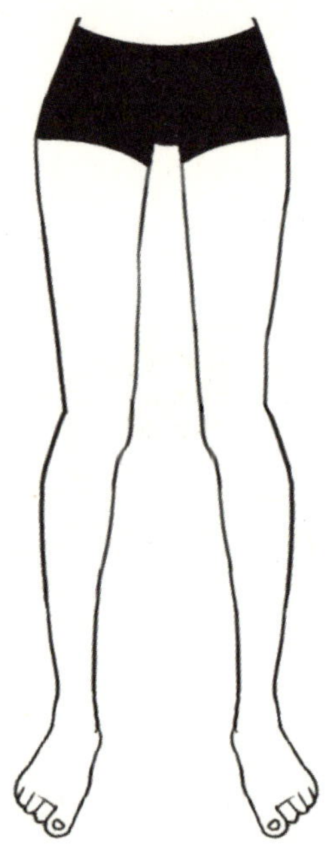

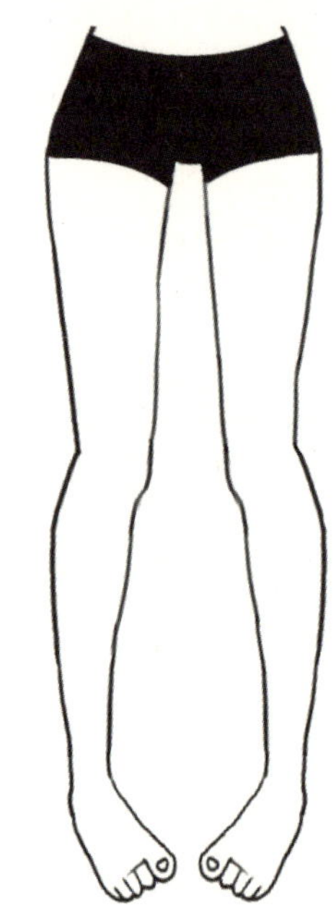

▶ 1~6을 매일 실시한다. 골반이 각각 전후 그리고 좌우로 움직이도록 의식하면서 하자.

제2 용서스위치 한 번 더 온!
무릎 톡톡 체조

1. 발을 앞으로 쭉 뻗고 앉는다.
2. 무릎을 교대로 굽히면서 톡톡 움직인다(8번×3).

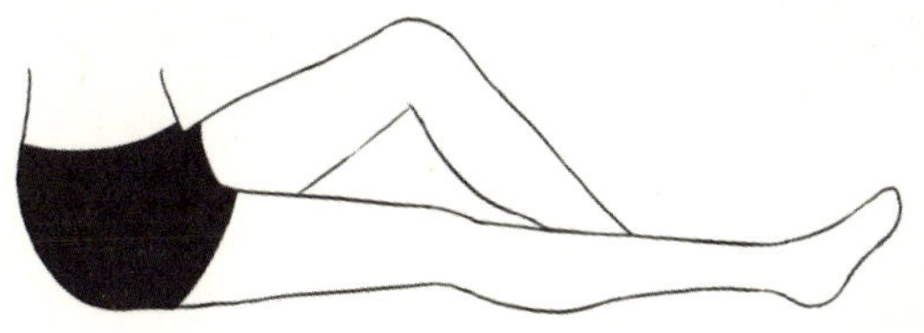

3. 자세를 바로하고 서서 무릎을 교대로 굽혀서 톡톡 움직이면서 골반을 상하로 움직인다(8번×3).

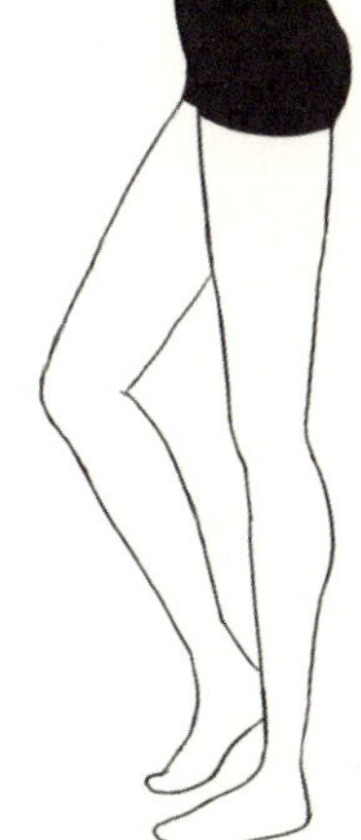

▶ 골반을 좌우가 아니라 상하로 움직이는 것이 핵심이다. 거울 앞에서 골반의 움직임을 보면서 리듬감 있게 실시하는 것이 좋다.

제2 용서스위치는
신체의 성 감각 센서를 발달시킨다

제2 용서스위치가 뛰어난 사람은 신체의 '성 감각'이 뛰어나다. 신체의 성 감각은 파부감각, 심부감각, 내장감각 등을 통합한 감각이다.

제2 용서스위치가 켜지면 댄스나 운동, 테니스, 스키 등의 스포츠처럼 '신체를 움직이는 일'이 즐겁다. 그 결과 일이나 학업 외에도 열중할 수 있는 분야가 늘어나 인생의 폭이 넓어지고 신체도 건강해진다.

또한 감성이 풍부해서 그림이나 시, 음악 등 예술적 재능이 빛을 발하는 사람도 있다. 예전에 피아노를 배웠지만 전혀 즐기지 못했던 사람이 10년 공백을 거쳐 피아노를 다시 치게 된 사례도 있다. 운동 신경이나 예술적 재능을 향상시키고 싶다면 제2 용서스위치를 가동시키는 것이 중요하다.

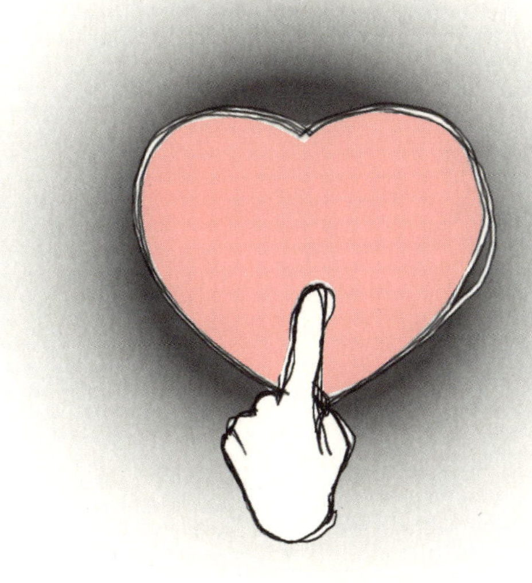

아버지를 용서하라

내 몸의 용서스위치는
'ON'일까?

배의 복직근(腹直筋)은 인간관계로 인한 스트레스가 쌓이기 쉬운 부분이다. 복직근의 유연성 정도에 따라 스위치의 온·오프가 좌우된다.

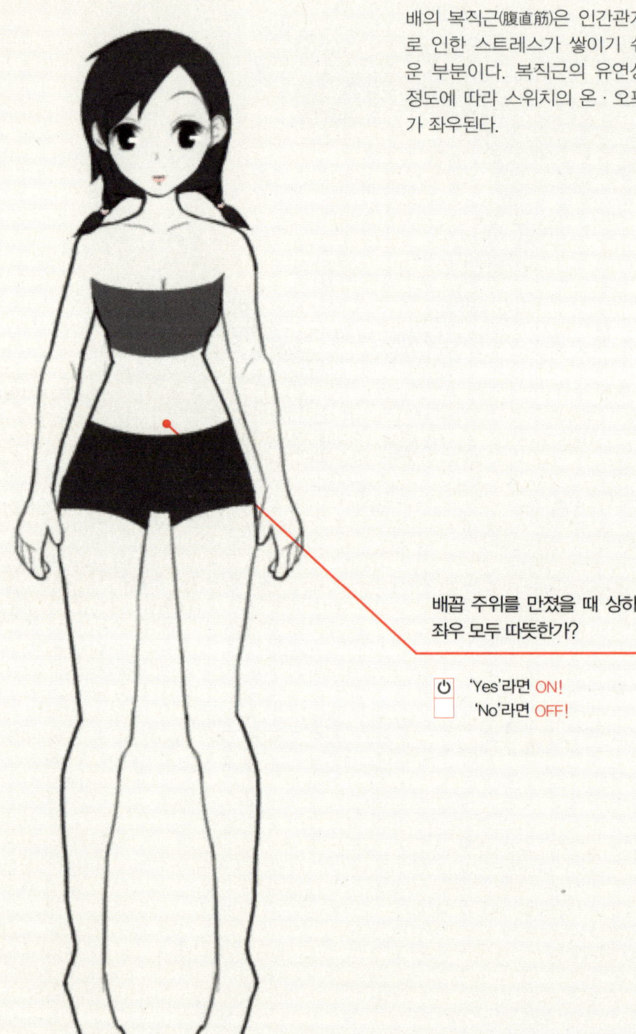

배꼽 주위를 만졌을 때 상하 좌우 모두 따뜻한가?

'Yes'라면 ON!
'No'라면 OFF!

• 제3 용서스위치가 꺼지면…　　　　　　　check □

중요한 순간에 항상 곁에 없던 아버지　　　　　　　□
결코 자식을 이해하려 들지 않던 아버지　　　　　　□
자상하지 못한 아버지　　　　　　　　　　　　　□
형편없는 아버지　　　　　　　　　　　　　　　□
믿음과 안정을 주지 못한 아버지　　　　　　　　　□
아버지를 떠오르게 하는 연상의 남성　　　　　　　□
명령하듯 말하는 직장 상사　　　　　　　　　　　□
불공평한 사회　　　　　　　　　　　　　　　　□
신뢰할 수 없는 세상　　　　　　　　　　　　　□
아무도 자신을 이해해주지 않는다는 생각　　　　　□
실전에서 실력을 발휘하지 못하는 자신　　　　　　□

… 을(를) 용서할 수 없다

• 제3 용서스위치가 켜지면…　　　　　　　check □

변비 혹은 설사　　　　　　　　　　　　　　　□
위 체증, 위염　　　　　　　　　　　　　　　　□
위 처짐　　　　　　　　　　　　　　　　　　□
과민성 대장 증후군　　　　　　　　　　　　　　□
구강건조증　　　　　　　　　　　　　　　　　□
부스럼　　　　　　　　　　　　　　　　　　　□
구취　　　　　　　　　　　　　　　　　　　　□
배 당김　　　　　　　　　　　　　　　　　　□
등 여드름　　　　　　　　　　　　　　　　　　□
두드러기, 식품 알레르기　　　　　　　　　　　　□
입 주위가 헌다, 구강염　　　　　　　　　　　　□
복부팽만, 배에 가스가 찬다　　　　　　　　　　□
호흡이 얕다　　　　　　　　　　　　　　　　□

… 이(가) 나을 수 있다

제3 용서스위치는
과거와 미래의 균형에 관련된 스위치다

제3 용서스위치는 몸 앞쪽의 명치와 등 한가운데를 앞뒤로 관통하는 몸의 앞뒤 균형, 즉 '과거'와 '미래'의 균형을 담당한다. 괴로운 기억은 물론, 과거의 영광을 떨쳐내지 못하고 있다거나 미래에 관한 지나친 걱정과 기대로 인해 현재를 소홀히 하면 제3 용서스위치가 활성화되지 못하여 그 영역인 복부 부위에 이상 증상이 나타나기 쉽다.

제3 용서스위치가 꺼진 상태에서는 항상 자신감이 없어 결정해야 할 문제를 뒤로 미룬다거나 다른 사람에게 책임을 전가하고 중요한 일을 남에게 떠맡기는 등 스스로 문제를 해결하는 능력이 현저히 떨어진다. 제3 용서스위치를 활성화시키는 미션을 실시하면 당신의 현재를 옭아매고 있는 과거를 정화하고 현재를 즐길 수 있게 된다.

제3 용서스위치
감도가 좋은 사람의 특징

제3 용서스위치가 발달되어 있는 사람은 강한 자제력

과 신뢰할 수 있는 존재감으로 그룹을 이끄는 리더로서의 면모를 갖추고 있다. 직관력과 통찰력이 뛰어나며 망설임 없이 앞으로 나아가는 자세를 지닌 동시에 다양한 사람들의 가치관과 의견을 받아들일 수 있는 여유가 있다. 이러한 장점을 융합하여 새로운 것을 창조해내는 능력도 갖추고 있다.

제3 용서스위치가 켜져 있는지 아닌지는 트러블이 생겼을 때 대처하는 방법을 보면 알 수 있다. 제3 용서스위치가 꺼져 있는 사람은 자신이 한 일을 후회하면서 자책하거나 남을 탓하기만 하고 아무런 대응도 하지 못한다. 문제 발생의 원인을 타인이나 환경의 탓으로 돌려 자신이 발전할 수 있는 기회를 놓치기도 한다. 반대로 제3 용서스위치가 켜져 있는 사람은 어려움에 부딪치더라도 필요 이상으로 실의에 빠지지 않을뿐더러 오히려 역경을 통해 배울 점을 찾으려는 자세를 취함으로써 문제 해결 능력을 높여간다.

제3 용서스위치가 꺼지면
강한 억압에 쉽게 무너진다

배에 있는 제3 용서스위치가 대응하는 내분비 기관은

췌장이다. 위 뒤쪽에 위치하며 소화 흡수에 깊이 관련되어 있는 장기다.

제3 용서스위치는 또한 말초신경을 가리키는 신경총(신경근 또는 말초신경이 복잡하게 얽혀서 형성하는 신경섬유의 집합 – 역주)으로서, 태양신경총(자율신경계의 가장 큰 신경 다발로 위와 장, 성기까지 복부 전체를 관장하고 있다 – 역주)에도 대응하고 있다.

제3 용서스위치가 있는 곳은 중요한 소화기관인 위, 소장, 대장, 간장, 췌장이 모여 있는 부분, 즉 복부다. 사람은 주변 상황을 먼저 이 '복부'로 감지하고 나서 가슴으로 가치 판단을 하게 된다. 다시 말해, 어떤 일에 대해 좋은지 싫은지 여부는 뇌보다 복부에서 먼저 판단한다.

가령, 눈앞에 따뜻한 우동과 차가운 메밀국수가 나란히 놓여 있고, 둘 중 어느 한쪽을 선택해야 한다고 치자. 그날은 날씨가 쌀쌀했기 때문에 몸을 따뜻하게 하고 싶어 '복부'는 따뜻한 우동을 선택했지만, 영양 면에서 볼 때 메밀국수가 몸에 더 좋다는 뇌의 명령에 따라, 당신은 복부에서 보내는 직관을 무시하고 차가운 메밀국수를 먹었다.

이처럼 복부에서 내린 직관적 판단을 소홀히 여기고 뇌에서 명령하는 합리적인 판단만을 중요시한다면 결국은 복부에 스트레스가 쌓이게 된다.

자율신경은 필사적으로 균형을 맞추려고 한다

자율신경은 몸에 긴장을 주고 에너지를 집중적으로 사용하는 '교감신경'과, 몸의 긴장을 풀어 편하게 해주고 배설과 분비를 촉진하는 '부교감신경'의 균형으로 이루어진다.

교감신경과 부교감신경은 항상 균형을 맞추기 위해 작용하는데, 교감신경에 의한 스트레스와 긴장이 일시적인 경우라면 부교감신경은 균형을 잘 맞춰 배변, 배뇨, 호흡, 땀 등의 정상적인 방법으로 배설하는 기능을 한다.

그런데 뇌가 강한 억압이나 지속적인 지령을 전달할 때는 교감신경도 어쩔 수 없이 신체를 심하게 긴장시킨다. 그만큼 부교감신경도 균형을 맞추려고 강하게 작용하여 급히 반사반응을 일으키게 된다.

이렇게 긴장과 완화가 크게 변화하면 신체는 정상 배설 범위를 넘어서 나른함이나 권태감, 피로감 등 자각증상으로 위험을 알린다. 사실 모든 자각증상의 이면에는 항상 부교감신경이 작용하고 있다. 통증이나 발열증상을 비롯한 여러 가지 이상 증상은 교감신경이 강하게 억압한 만큼을 본래대로 되돌리려는, 부교감신경의 부득이한 반사작용이라고 할 수 있다.

명령하는 뇌

본래 교감신경과 부교감신경은 형제 같은 존재다. 이 두 신경은 서로 대립하여 작용하는 것처럼 보이지만 실제로는 표리일체의 운명공동체로서 고통과 기쁨을 함께한다. 뇌는 이 형제 신경을 상위에서 압박한다.

자율신경계의 중심은 '복부'에 있으며 해부학적으로 '복부'는 태양신경총을 가리킨다. 시각을 달리하면 신체의 모든 증상은 뇌에서 보내는 지령에 대한 '복부의 저항'이라고 볼 수 있다.

생물의 발생학적 관점에서 신경계의 발달 과정을 살펴보면 뇌신경보다 자율신경이 먼저 생겨났음을 알 수 있다. 그리고 조금 더 늦게, 상황을 머리로 판단한 뇌의 지령이 자율신경 위에 덮이듯이 몸에 전달된다. 실제로 사람들은 생활환경에서 다양하게 만나는 세상사에 대하여 '복부'에서 먼저 반응한다.

하나하나의 상황에서 복부의 반응과 뇌의 명령이 조화를 이룬다

면, 자율신경에서는 교감신경과 부교감신경 사이에서 그만큼 틀어
지지 않고 조화를 이루며 작용한다.

복부를 보면 병이 보인다

'뇌가 내리는 명령'의 유형은 어디에서 비롯된 것일까? 아마도
유년기에 느낀 아버지나 학교 선생님의 태도에서 영향을 많이 받
았을 것이다. 사회의 상식이나 규칙 또는 규범을 싫든 좋든 강요받
았던 기억의 유형이 몸에 남아 있는 경우가 많기 때문이다.

지금까지 '억압'이라는 단어를 부정적인 이미지로 다루어왔지만
'억압'이라는 말이 꼭 나쁘기만 한 것은 아니다. 적당한 긴장이나
스트레스는 신체를 다잡고 필요한 에너지를 몸에 받아들인다는 의
미에서 중요하다.

다만, 복부와 머리의 반응이 너무 다른 경우는 그 불균형이 누적
되어 만성적인 이상 증상이나 질병을 일으키는 원인이 된다.

교감신경 우위를 강요하는 사회

이상 증상이나 질병의 이면에는 잊힌 '복부의 반응'이 잠재하고
있다. 이를 '잠재의식의 욕구'라고 보고 개개인의 수많은 사례를 분

석했더니, 증상이나 질병으로 고통받는 사람들은 건강한 사람과 비교할 때 대부분 교감신경과 부교감신경의 개폐 유형이 독특한 상황에서 변하지 않고 고정되어 있다.

보통 생활습관병에서는 교감신경 쪽이 강하고 그것을 본래 상태로 되돌리려는 부교감신경이 따라잡지 못하기 때문에 상대적으로 에너지가 점점 더 몸 안쪽으로 축적되어 간다.

이러한 자율신경 유형은 더욱 미세하고 빠른 속도로 발생하기 때문에, 이는 일종의 바이브레이션(진동)으로 신체에 계속 작용한다. 질병이 있는 신체는 이렇게 고착된 바이브레이션 패턴에 사로잡혀 교감신경 우위의 악순환에 빠지게 된다.

이렇듯 고정화된 신체의 유형을 바꾸려면 어떻게 해야 할까?

제3 용서스위치를 켜려면
자신의 웃음 급소를 찾아라

지금까지의 유형을 없앨 수는 없다. 그렇다면 새로운 바이브레이션을 '덧씌우는' 방법밖에 없는데, 이에 가장 효과적인 방법은 '감동'이다.

'감동(感動)'이란 느껴서(感) 움직인다(動)는 뜻이다. 감동은 신체의 중심에서 솟아나는 일종의 진동이다. 눈물과 웃음을 포함해 감동하는 일은 내면에 새로운 진동을 일으켜 신체에 새로운 기억을 새기는 작용을 한다.

신체가 질병이나 지금까지의 생활습관 형태에서 해방될 때 몸에는 반드시 어떤 '감동'이 일어난다. 자신을 바꾸고 싶다거나 새로운 인생을 걸어가고 싶을 때 당신의 감동을 솔직하게 표현하면 자율신경 유형은 새로운 발걸음을 내딛을 수 있다.

'감동'과 제3 용서스위치의 가동으로 과거에서 벗어나 자신의 신체에 자유롭게 새로운 기억을 바꿔 새기자.

웃음이 당신 인생의 기억을 새로 각인한다

'웃음'이 건강에 미치는 효과에 관해서 다양한 연구가 지속되고 있다. 이 분야에서는 쓰쿠바 대학의 명예교수이자 유전자공학 권위자인 무라카미 가즈오 교수가 유명하다.

무라카미 교수는 요시모토 고교 사와 공동으로 웃음에 의한 혈당치 저하에 관한 임상연구를 발표하여 화제가 되었다.

배를 움켜쥐고 크게 웃을 수 있는 것은 신이 부여해준 인간의 특

권일지도 모른다. 그리고 웃음에 의해 크게 활성화되는 것이 바로 제3 용서스위치다.

웃음의 급소는 사람마다 다르다

'웃음의 급소', 즉 웃음이 터지는 시점은 사람마다 다르다. 웃음이 건강에 좋다고들 하지만 억지로 웃는 웃음은 좀처럼 유전자를 온(ON) 상태로 활성화시키지 못한다. 그래서 스스로 웃음의 급소를 찾는 좋은 방법을 소개하고자 한다.

우선 '오늘 하루 절대로 웃지 않겠다'고 결심한다. 거울을 보면서 미간에 주름을 잡고 오늘은 절대 웃지 않겠다고 맹세해보자. 그리고 이 결심을 가족이나 친구들에게도 선언해보자.

도저히 참지 못할 순간에 웃음을 터뜨려라

과연 웃음을 얼마나 참을 수 있을까?

웃지 않겠다고 선언한 후 거울에 비친 자신의 얼굴을 보면 잠시도 참지 못하고 웃음을 터뜨릴지도 모른다. 가족과 친구들도 어떻게든 당신을 웃기려고 할 것이다.

난데없이 날아드는 웃음의 화살을 조심하시라. 하지만 '아! 도저히 더 이상 못 참겠어' 하는 생각이 든다면 그쯤에서 크게 웃어도 좋다. 그곳이 바로 당신의 웃음 급소다.

웃고 또 웃으면서 면역력을 한껏 높여보자.

제3 용서스위치 온!
후! 하고 숨을 토해내는 훈련

1. 복부에 손을 갖다 댄다(누워서 해도 좋고 서서 해도 좋다).

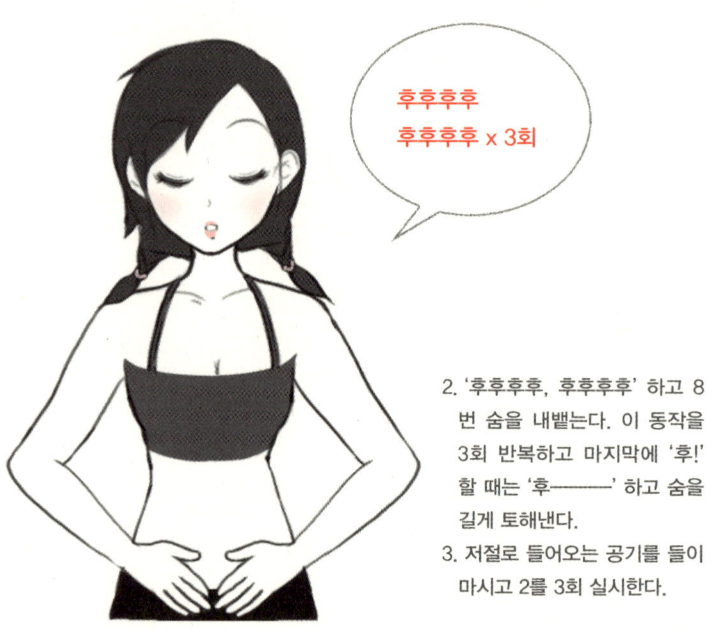

2. '후후후후, 후후후후' 하고 8번 숨을 내뱉는다. 이 동작을 3회 반복하고 마지막에 '후!' 할 때는 '후————' 하고 숨을 길게 토해낸다.
3. 저절로 들어오는 공기를 들이마시고 2를 3회 실시한다.

▶ 아침에 일어났을 때 실시해야 효과가 크다. 호흡으로 장기를 마사지한다고 상상하면서 실시하면 냉증을 근본적으로 개선하는 데도 도움이 된다.

제3 용서스위치 한 번 더 온!
웃음의 급소를 찾아라!

1. 거울 앞에서 자신의 눈을 바라보며 '오늘은 온
종일 절대 웃지 않겠어' 하고 선언한 뒤 웃지 않으
려고 의식한다.

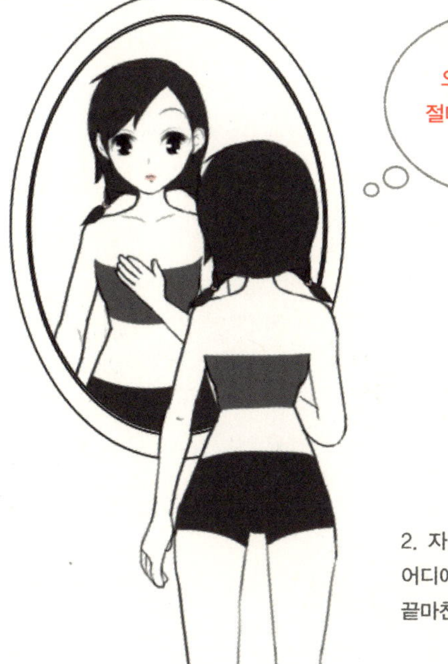

2. 자신의 진짜 웃음 급소가
어디에 있는지 알았다면 그만
끝마친다.

▶ 자신만의 웃음 급소를 알 수 있을 때까지 실시해보자.

제3 용서스위치는
미각 센서를 발달시킨다

'깊은 맛이 나는 인생'이라는 표현이 있듯이, 미각은 인생 체험을 비유하는 감각이다. 아무리 좋은 식재료로 아무리 정성을 쏟은 요리를 먹어도 '타액'이 나오지 않으면 맛을 알 수가 없다. 입이 바싹 마른 상태에서는 무엇을 먹는다 해도 맛이 없다. 맛은 음식에서 나오는 것이 아니라 먹는 사람의 입 안에 있는 타액이 만들어내는 것이다.

화가 나거나 조바심이 나고 초조할 때 입 안이 건조해지거나 끈적끈적해지지 않는가? 이때는 음식물을 천천히 맛보면서 씹어 타액을 많이 만들어내면 해결된다. 또한 다행스럽게도 입 안의 물기가 피부의 윤기는 물론 몸 전체의 윤기에도 영향을 미친다. 음식도 아름다운 용모도 인생도 '천천히 맛 볼' 일이다. 이것이 제3 용서스위치를 활성화하는 데 중요한 핵심이다.

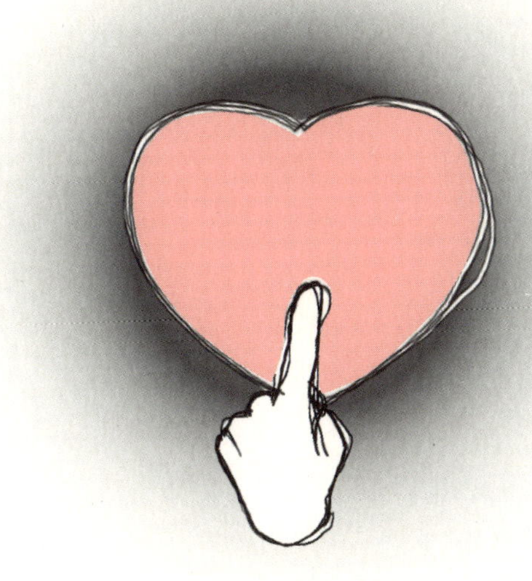

배우자를 용서하라

내 몸의 용서스위치는
'ON'일까?

흉부에는 폐와 심장이 자리한 흉곽이라는 부분이 있다. 호흡의 깊이에 따라 스위치의 온·오프 가 좌우된다.

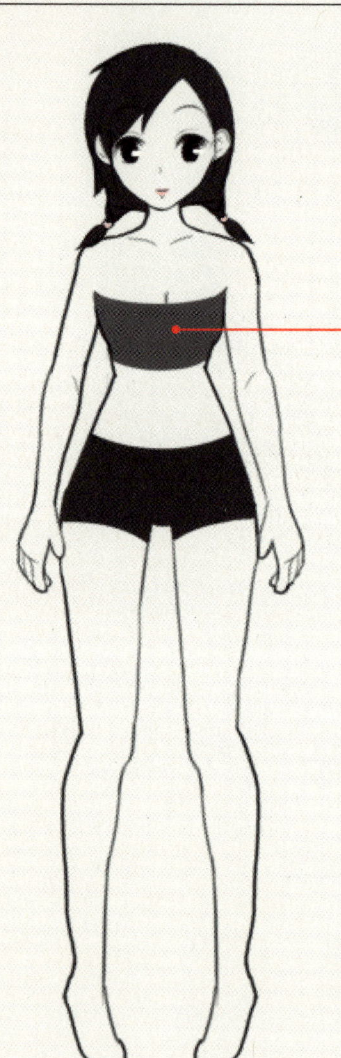

호흡이 안정되어 천천히 크게 숨쉬기에 편안한가?

'Yes'라면 ON!
'No'라면 OFF!

제4 용서스위치가 꺼지면⋯ check ☐

과거의 실연 상대 ☐
헤어질 수밖에 없었던 옛 연인 ☐
실연으로 상처입은 자신의 마음 ☐
나를 배신한 옛 친구 ☐
가슴 아픈 과거의 추억 ☐
자기중심적으로 행동하는 사람 ☐
자기 이야기만 하는 사람 ☐
결국은 자기밖에 생각하지 않는 사람 ☐
이상과 현실의 차이 ☐
현재의 배우자나 연인의 싫은 점 ☐

⋯ 을(를) 용서할 수 없다

제4 용서스위치가 켜지면⋯ check ☐

면역력 저하 ☐
감기에 잘 걸린다 ☐
매년 감기에 걸린다 ☐
심한 알레르기 증상(가려움, 습진, 피부병, 두드러기) ☐
겨드랑이나 상반신에 땀이 많음, 생리 시 가슴이 뻐근함 ☐
위팔에 지방이 잘 붙는다 ☐
수족냉증 ☐
가슴, 왼쪽 무릎, 왼쪽 어금니의 통증 ☐
심장 두근거림, 호흡 곤란 ☐
높고 좁은 곳이 무섭다 ☐
패닉장애(심장 두근거림, 전철을 타지 못한다) ☐

⋯ 이(가) 나을 수 있다

제4 용서스위치는
사랑이나 공감능력에 관련된 스위치다

　　　　사람은 '나'라고 표현할 때 가슴에 손을 대고 말한다. 머리나 엉덩이에 손을 대고 '나'라고 하지는 않는다. 가슴은 '나'가 생겨나는 곳으로 심장, 폐, 유방, 그리고 흉선(흉골의 뒤쪽에 있는 내분비선의 하나 – 역주)이 위치한다. 흉선은 흉골에 달라붙어 있으며 심장보다 앞에 자리한 면역 기관이다. 흉선에서 면역세포인 T림프구가 성장한다.

쉽게 말해서 면역은 '자신과 자신이 아닌 것의 차이를 인식하고 자신이 아닌 것으로부터 자신을 지키는 시스템'이다. 바이러스나 세균은 자신이 아니기 때문에 공격하는 것으로, 대개 자신의 세포는 공격하지 않는다. 면역이 제대로 기능하기 위해서는 우선 '나는 누구인가?'를 알아야 한다.

연애나 결혼도 마찬가지다. 아무리 상대를 좋아하고 사랑한다고 해도 우선 자신이라는 존재가 없으면 상대에게 의존하거나 집착하게 되고, 그런 상태가 지속되면 결국 관계는 깨지게 된다.

제4 용서스위치
감도가 좋은 사람의 특징

제4 용서스위치가 발달되어 있는 사람은 대화하기에 편하고 매우 친근한 인상을 주며 배려심이 있어 동료를 매우 소중하게 여긴다. 따라서 어딘가 특별한 그룹에 속하지 않는다. 항상 자유로운 것을 좋아하고 혼자서 행동하기를 즐기기 때문이다. 타인에게 차별 대우를 하지 않는 마음가짐이 행동으로 드러나 주위 사람들과도 대등한 입장을 유지한다.

누군가 곤란한 상황에 처하면 매우 헌신적으로 상대를 도와주는 등 애정이 깊은 일면도 있다. 또한 그룹 간에 문제가 발생해도 필요 이상으로 깊이 개입하지 않는 편이므로 '쿨한 사람'이라고 평가되기도 한다. 이런 사고야말로 자신과 다른 사람과의 화합을 중요하게 여긴다는 증거다.

배우자나 연인에게도 의존하지 않고 적당한 거리를 유지하면서 사귀기 때문에 관계가 오래 지속된다. 싸움을 하더라도 건설적이며 어른다운 관계를 맺을 수 있다.

심장이 아프다

제4 용서스위치가 활성화되지 못하면 다른 사람과의 거리감을 조절하지 못하게 된다. 상대에게 의존하거나 지나치게 감정을 이입하는 경향이 있는 한편, 고립감이나 소외감에 시달려 자신과 상대 사이의 심리적인 경계선이 애매해진다.

가령, 배우자나 연인과 싸움을 할 때 냉정하지 못하고 어느새 감정적으로 반응하면서 평상시의 판단력과 사고방식에서 벗어나지는 않는가? '아무리 생각해도 상대가 잘못했다', '나를 좋아하지 않는다는 증거다' 하는 불만이 끊임없이 솟아나오지는 않는가? 상대방에 관한 생각으로 머릿속이 꽉 차 있거나 혹은 그 반동으로 상대에게 무관심한 척하지는 않는가? 이러한 상태는 제4 용서스위치가 꺼져 있다는 신호다.

너무 잘하려고 하면 자신이 힘들다

자신은 충분히 만족하지 못한 채 계속 상대에게 잘하다 보면 '나는 이만큼 해줬으니' 하고 기대가 크게 부풀어 무의식중에 상대에게 보답을 바라게 된다. 또한 어느 순간에 최선을 다해 애쓰고 있는 자신에게 너무 지쳐서 갑자기 상대를 비난하고 싶은 충동에 사로잡힌다.

제4 용서스위치를 켜면 자신의 위치를 확실히 알 수 있다. 자신의 입장을 인식한다는 것은 상대의 입장도 배려한다는 뜻이다. 상대를 배려할 줄 알면 서로의 거리감도 능숙하게 조절할 수 있다. 애매하던 경계선이 뚜렷해짐에 따라 상대의 일거수일투족에 휘둘리지도 않을뿐더러 상대에게 지나치게 의존하거나 기대하지 않고 지낼 수 있다.

용서스위치는 그저 용서하는 기능만 있는 것이 아니다. 제4 용서스위치는 다양한 상황이나 현상을 대하는 데 있어 '시각을 바꾸는 힘'과 '해석하는 힘'을 향상시킨다. 지난날의 연애도, 가슴 아팠던 과거의 많은 체험도 현재의 당신을 행복하게 만들어주는 영양분 있는 경험으로 받아들이게 해준다.

왜 이상 증상이 생기는 것일까?

제4 용서스위치는 흉부에 있는데, 흉부에 있는 큰 장기는 심장이다. 심장의 구조를 살펴보면 좌우측에 각각 심방과 심실(총 4개의 방)이 있다. 매일 대량의 혈액이 심장으로 흘러들어 간다. 왼쪽 부분은

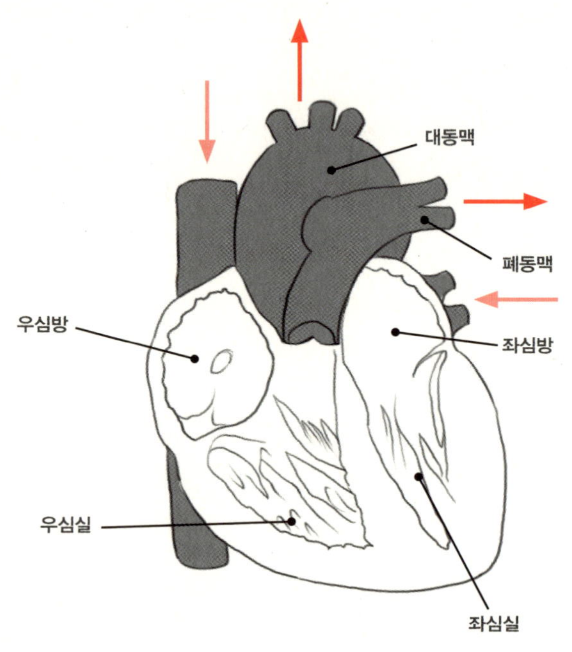

산소와 영양분을 실은 신선한 혈액을 뿜어내는 역할을 한다. 그리고 오른쪽 부분은 각 장기를 순환하여 심장으로 들어오는 노폐물과 이산화탄소를 실은 혈액을 폐로 순환시켜 다시 산소를 받아들이게 하는 역할을 한다. 심장은 오른쪽에 정맥혈을, 왼쪽에 동맥혈을 가득 채우면서 그들이 마주보고 있는 형태를 하고 있다.

혈액은 실시간으로 알 수 있는 자신의 모습이다. 혈액의 양쪽 끝과 끝을 견주어보면서 심장은 '대략 나는 이 주변'이라고 자신의 위치를 찾는다.

그렇다. 당신의 심장은 끊임없이 고동침으로써 '지금 여기', '지금 여기' 하고 자신의 존재를 알려준다.

심장, 세 번의 터닝 포인트

심장은 사람이 성장하는 동안 위기를 세 번 맞이한다.

첫 번째 위기는 세 살 때쯤이다. 인간의 특징은 '서서 걷는다', '말한다', '생각한다'는 점인데 인간은 세 살 때까지 이 세 가지를 모두 습득한다. 그리고 이때쯤 '자신'을 인식하기 시작한다. 어디부터 어디까지가 어머니이고, 어디부터 어디까지가 자신인가. '자신'을 나타내는 일본어 '自分'이라는 글자가 상징하듯이 '자신'은 '스스로(自)의 영역을 나눈다(分)'는 뜻이다.

세 살 즈음의 심장 사람은 걷고 말하고 생각하기를 몸에 익힐 즈음이 되면 '나' 또는 '저'라고 말하기 시작한다. 이때가 자아의식의 성장에 있어 대단히 중요한 시기다. 이 시기에 방치되거나, 반대로 과보호를 받게 되면 면역력이 저하

되고 용혈연쇄구균이나 포도구균 등에 감염되기 쉽다.

두 번째 위기는 9~10세 때다. 이 시기에 심장의 용적이 비약적으로 확대된다. 그와 동시에 9~10세의 어린이는 부모나 주변 환경에 대해 비판적인 성향을 보인다. 비판함으로써 자아를 확립하려고 하는 것이다.

9~10세의 심장 9~10세 때는 많이 성장하여 심박출량(사람의 심장, 정확히는 심실에서 1분 동안 내보내는 혈액의 양 – 역주)이 급격하게 증가한다. 이때쯤 혐오감이나 자신감 결여, 주눅, 불안 같은 감정을 경험한다. 주변 세계에 대해서 '고독'을 느끼고 사회에 대립하기 시작하며 비판 정신을 배우게 된다. 이 시기에 혐오감을 계속 지니게 되면 말더듬이, 과잉 긴장, 고소공포증, 폐소공포증, 패닉 등으로 이어지기 쉽다.

그리고 세 번째 위기는 사춘기에 찾아온다. 성적으로 성숙하고 몸도 어른이 될 준비를 시작한다. 아이들은 이 시기에도 역시 반발하면서 어른이 되어가는 과정에서 '나는 누구인가?'에 대한 해답을 찾고 싶어 한다.

사춘기의 심장 사춘기는 감각의 성숙, 호흡의 성숙, 그리고 성적인 성숙을 맞이하는 시기다. 주위 환경에 대한 불균형이 생기기 쉬워 심장의 리듬에 영향을 미친다. 이 시기에 실연 경험이나 친구, 선배와의 갈등은 나중에 심장의 고동이나 호흡곤란, 과도한 겨드랑이 땀, 체온조절 이상, 수족냉증의 원인이 되기도 한다.

이렇게 자아를 확립해나가는 데 굉장히 중요한 세 단계를 설명했다. '스스로 해나가겠다'는 각오가 단계적으로 심장에 다가온다.

제4 용서스위치를 켜려면
하루 1분, 심장에 손을 갖다 대라

가슴 중심에서 약간 왼쪽에 손을 대면 가장 쿵쾅쿵쾅 뛰는 부분이 있다. 이곳에 손을 댄 채 눈을 감고서 심장고동 소리에 의식을 집중해보자.

하루 1,440분 중에서 단 1분이면 충분하다. 자신의 심장 소리를 의식하기만 하면 된다. 적혈구의 수명이 약 120일이므로 120일, 즉 4개월여 동안 매일 지속하면 당신의 심장과 혈액순환, 체온조절의 양상은 확실히 달라질 것이다.

사람의 심장고동은 천차만별이다. 사람마다 무척이나 개성이 있다. 심장고동은 당신만의 고유한 리듬이다. 이 훈련은 자신의 존재 또는 존재의 의미를 리듬으로 인식하는 데 목적이 있지만 상대와 절묘한 거리감을 유지하는 데에도 크게 도움이 된다.

과거에 사귀던 연인에 대한 감정을 정리할 때는 물론, 지금 곁에 있는 연인이나 배우자와의 거리감도 이 훈련을 통해 능숙하게 조절해보자.

제4 용서스위치 온!
마음껏 팔 스윙하기

1. 한쪽 다리를 한 발 앞으로 내밀고 두 팔을 들어 그림과 같은 자세를 취한다.

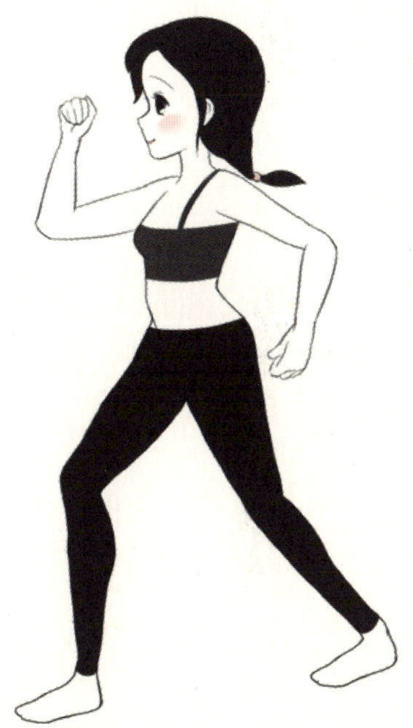

2. 두 팔의 좌우 균형을 맞추고 50회 크게 흔든다. 몸이 흔들리지 않도록 두 발이 바닥에서 떨어지지 않으려면 복근에 힘을 주는 것이 좋다.

▶ 가슴에 쌓인 에너지가 무릎에서 방출되는 느낌으로 하루 1회, 낮 11시에서 1시 사이에 실시해야 효과가 크다.

제4 용서스위치 한 번 더 온!
상반신을 굽혔다가 웅크리면서 전신 호흡

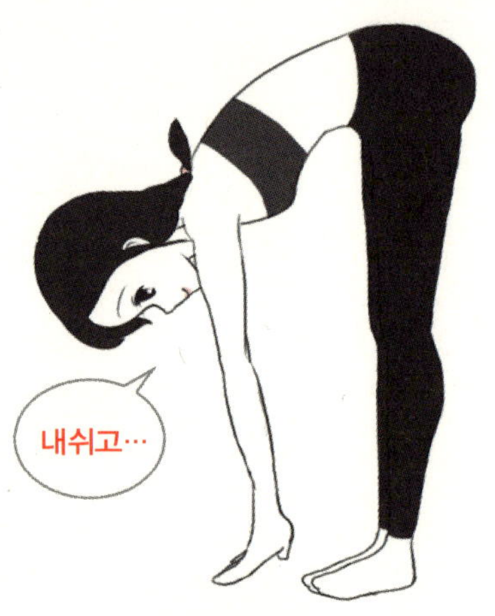

1. 자세를 똑바로 하고 섰다가, 숨을 내쉬면서 몸을 반으로 접듯이 앞으로 굽힌다.

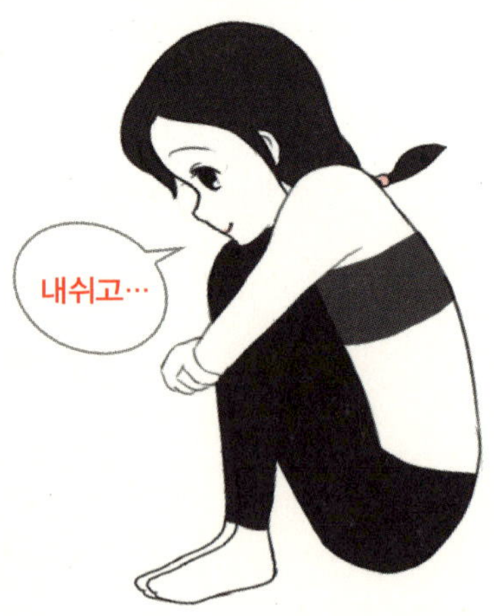

2. 그대로 몸을 웅크린 후 숨을 내쉰다. 몸을 작게 모으는 느낌으로 실시한다.

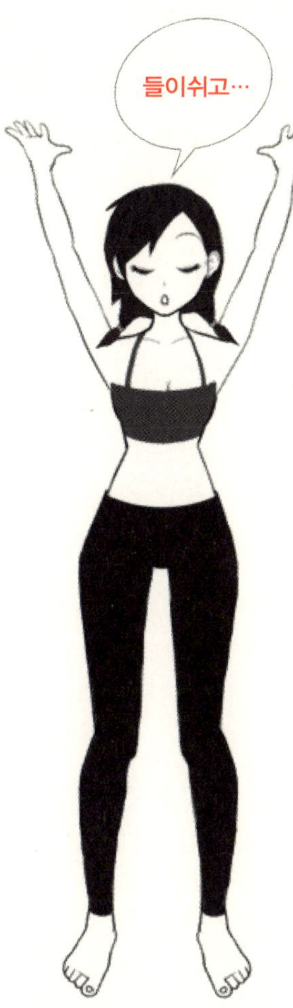

3. 숨을 들이마시면서 일어선 후
두 팔과 다리를 벌려 몸을 크게
쫙 편다. 1~3을 5회 반복한다.

▶ '내쉰다 → 들이마신다' 순서가 중요하다!
아침, 낮, 밤, 하루에 세 번 실시하면 좋다.

제4 용서스위치는
평형감각을 발달시킨다

제4 용서스위치는 '평형감각'과 밀접하게 연관되어 있다. 제4 용서스위치가 제대로 작동되면 사람이나 사물과의 거리를 균형 있게 유지하여 조화를 이룰 수 있다.

평형감각은 물리적인 면에서 '중력'을 전제로 한 감각이지만 심리적으로는 '중압감'이라고 바꿔 말할 수 있다. 제4 용서스위치는 갖가지 압박 속에서 '자아'를 확립해 나갈 수 있는 힘을 지니고 있다.

대학입시나 입사시험, 자격시험, 또는 일에서 오는 중압감이나 취미와 관련된 발표회 등 가장 분발해야 하는 중요한 시기야말로 제4 용서스위치가 효력을 발휘할 때다. 가슴에 손을 대고 1분간 고동을 느껴보자. 심장의 고동을 느끼는 일은 당신 마음의 평형감각을 향상시켜준다.

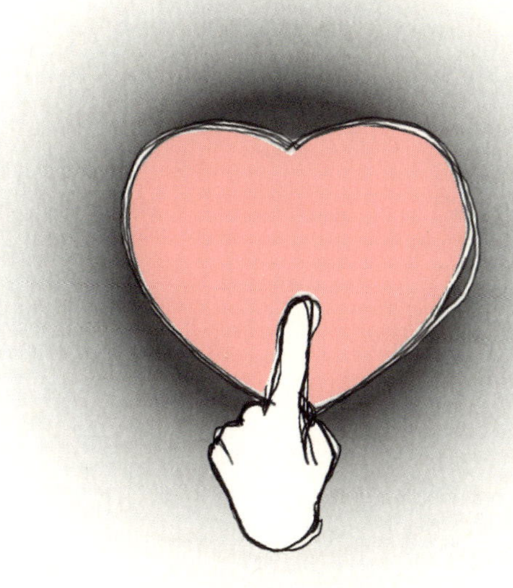

과거의 인간관계를 용서하라

내 몸의 용서스위치는 **'ON'**일까?

목에는 뇌에서 내린 명령이 교차하여 전달되는 신경이 지나고 있다. 목소리가 제대로 나오느냐 아니냐에 따라 스위치의 온·오프가 좌우된다.

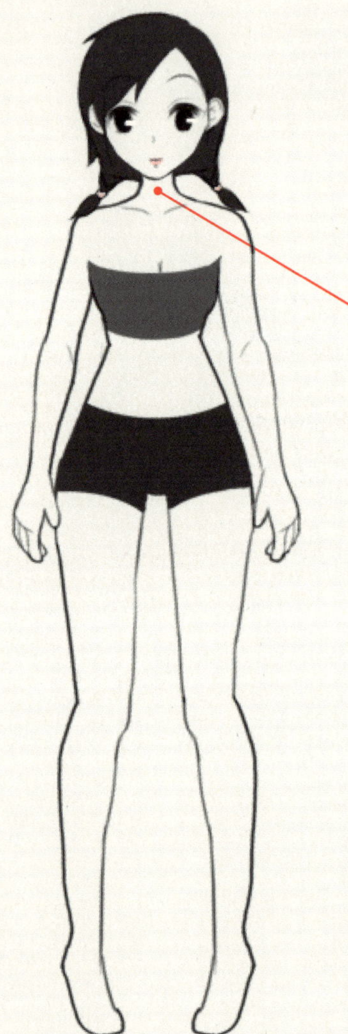

방 안에서 소리 내어 말을 했을 때 목소리가 방 끝까지 확실하게 전달되는가?

'Yes'라면 ON!
'No'라면 OFF!

제5 용서스위치가 꺼지면… check □

자신의 마음을 말로 잘 표현하지 못하는 자신 □
무의식중에 상대에게 상처를 입히는 자신 □
자신에게 상처를 준 수많은 말 □
동료들에게 따돌림을 당한 경험 □
괴롭힘을 당한 경험 □
말을 제대로 하지 못해 놓쳐버린 기회 □
소문 □
사회의 가십 기사 □
뉴스 나부랭이 □
귀에 거슬리는 소리 □
소음이나 이웃의 소리 □

… 을(를) 용서할 수 없다

제5 용서스위치가 켜지면… check □

갑상선 호르몬 이상 □
거식 또는 과식 □
탈모 □
목구멍 통증 □
부정확한 발음 □
목소리가 잘 나오지 않는다 □
양쪽 눈의 크기 차이 □
일어섰을 때 느끼는 현기증 □
목통증이나 결림 □
목이 좌우로 잘 돌아가지 않는다 □
손목 통증 □
손가락 끝이 굳음 □
거친 손 □
운동 부족, 행동력 저하 □

… 이(가) 나을 수 있다

제5 용서스위치는
커뮤니케이션과 관련된 스위치다

　　　목에는 인두(咽頭), 후두(喉頭), 편도선(扁桃腺), 성문(聲門), 기관(氣管) 등이 있다. 목에 이상이 생기는 것은 뇌와 복부의 커뮤니케이션이 막혀 있기 때문이다. 막힌 곳이 있으면 에너지의 정체 현상이 일어나 가열되므로 목의 각 기관(器官)에 '염증'이 생긴다.

　이 정체는 대부분, 잊을 수 없는 과거의 괴로운 일이나 상대방에게 듣고 상처입은 말 등 커뮤니케이션이 제대로 이루어지지 않은 상황에서 발생한다.

　이렇게 막힌 부분을 제거하지 않으면 머리에서 몸으로 정보가 분명하게 전달되지 않기 때문에 목소리가 나오지 않는다거나 몸이 생각대로 움직여지지 않는 현상이 발생한다. 때로는 갑상선 이상 증상을 일으키기도 한다.

제5 용서스위치
감도가 좋은 사람의 특징

　　　제5 용서스위치가 발달되어 있는 사람은 과거에 겪은

실패나 다른 사람의 평가에 그다지 신경을 쓰지 않는다. 이런 유형의 사람들은 노래와 음악을 매우 좋아한다. 하루하루를 소중히 여기며 활동적으로 즐겁게 생활한다. 개성 있는 세계관을 통해 사람들과 교류하는 경향이 있으며, 주변 사람들에게 '개성 있는 사람', '자신만의 세계를 갖고 있는 사람'이라고 존경받는다. 한편으로는 '무엇을 생각하고 있는지 알 수 없는 신비로운 사람'이라는 인상을 주기도 한다.

강연을 하거나 노래를 부르고, 시를 쓰고 그림을 그리는 등 자신을 표현할 수 있는 무대가 주어지면 다른 사람을 매료시킬 정도로 스타 기질을 발휘한다.

커뮤니케이션 능력이 뛰어나 다른 사람에게 의사를 전달하는 데에도 탁월하다. 결코 말이 빠르지 않으며 오히려 천천히 말하는 사람이 많다.

말을 잘하는 사람은 남의 말도 잘 들어준다는 말이 있듯이 상대에게서 이야기를 이끌어내는 능력도 탁월하다. 다른 사람이 이야기하는 도중에 말을 가로막지 않고 끝까지 귀 기울여 들어주기 때문이다.

제5 용서스위치가 꺼지면
자기만의 방에 갇힌다

　　　　뇌에서 나온 신경은 제5 용서스위치가 있는 목과 목구멍에서 교차하는데, 이때 우뇌 신호는 좌반신으로, 좌뇌 신호는 우반신으로 투사된다. 이곳이 바로 '교차하고 투영되는 장소'인 것이다. 제5 용서스위치는 뇌에서 생각한 것과 몸에서 느끼는 감정을 교차시켜 언어로 표현하는 언어중추, 즉 뇌와 몸의 교차점이다.

　제5 용서스위치가 활성화되지 못하면 자신만의 세계에 빠지기 쉽고, 의심이 의심을 낳아 끝없이 의심하는 성향이 나타난다. 자신의 약점이나 싫은 점을 타인에게 투영하고는 그 사람에게 비판적인 성향을 보인다거나 상대가 하는 말의 이면에 민감하게 반응하는 등 머리가 부정적인 감정으로 가득 차는 '마이너스적인 자기투영' 현상을 보인다.

분위기를 파악하지 못한다

　'분위기를 파악한다'는 말이 있다. 자신이 생각하거나 전하고 싶은 내용을 상대에게 말로 표현할 때 상대의 호흡을 읽고 이야기하는 경우와 그렇지 않은 경우는, 같은 언어를 사용하더라도 의도를 전달하는 힘에 엄청난 차이가 있다. 언어는 공기의 전도(傳導)이기 이전에 마음과 마음의 교류이다. 제5 용서스위치가 들어오지 않는 사람은 그 자리의 분위기를 파악하지 못하거나 자신의 생각을 제대로 표현하지 못해서 오해를 받는 일이 많다. 또는 반대로 분위기를 지나치게 살피느라 자신의 의견을 전혀 표출하지 못하는 경우도 있다.

지나친 질투에 사로잡힌다

질투가 심한 사람도 제5 스위치가 꺼져 있기 때문일 가능성이 높다. '나를 사랑한다면 당연히 이렇게 해줘야지' 하고 결정짓거나 피해의식에 사로잡혀 스스로를 제어하지 못할 정도로 심술궂은 말을 내뱉었던 경험이 누구에게나 있을 것이다.

이성뿐만 아니라 친구라고 믿었던 상대가 다른 사람과 사이좋게 있는 모습을 보고 '그 사람은 분명 나를 싫어하는 거야'라고 여기고 괴로워한다거나 그러한 감정을 억지로 참으려 했던 기억이 떠오를 것이다. 이때는 모두 제5 용서스위치의 에너지가 정체되어 있는 상태라고 볼 수 있다.

제5 용서스위치를 켜려면
긴 숨을 쉬어라

제5 용서스위치인 '목구멍'에는 호흡기관이 있다. 당신은 "자, 심호흡을 해보자!" 하는 말을 들으면 먼저 숨을 들이마시는가, 아니면 내쉬는가?

"자! 숨을 들이마시고! 내쉬고!"

학교 체육 시간에 이렇게 배웠으니 대부분의 사람들은 '들이마시기'를 먼저 실시할 것이다. 하지만 호흡에는 '인생'을 통해 알 수 있는 순서가 있다.

갓 태어난 아기는 "응애!" 하면서 호흡을 시작한다. 다시 말해 '내쉬기' 호흡부터 시작한다. 반대로 인생의 마지막, 즉 임종할 때는 '숨을 거둔다'고 말한다. 인생의 마지막 호흡은 '들이마시며' 끝난다는 것을 의미한다. 다시 말해 우리는 인생을 시작할 때 숨을 내쉬고 인생을 마감할 때 숨을 들이마신다.

'긴 숨'을 쉬면 오래 산다

당신은 하루에 대략 몇 번 정도 호흡하는가? 물론 개인차가 있겠지만 사람은 1분 동안 평균 15~18회 호흡한다. 잠잘 때 호흡 횟수

가 줄어드는 점을 감안하면 하루에 약 2만~2만 5천 번 호흡한다고
볼 수 있다. 이렇게 많은 횟수의 호흡을 만약 '내쉬기'와 '들이마시
기'로 비교한다고 생각해보자. 하루 동안 내쉬는 횟수가 들이마시
는 횟수보다 많다면 그 사람의 건강지수는 분명히 높아질 것이다.
즉 '꺼내다 〉 집어넣다'를 호흡으로도 실행할 수 있다면 당신의 몸
은 분명 더 경쾌하고 깨끗해질 것이다.

요가나 명상법에는 여러 가지 호흡법이 있는데, 어느 것이든 '내
쉬는 숨을 의식한다'는 공통점이 있다. 호흡(呼吸)이라는 말을 한자
로 풀이하면 '들이마시기(吸)'를 '불러오는(呼)' 행위다. 호흡의 기본
은 '들이마시기'를 환기시키는, 즉 '내쉬기'라는 사실을 의미한다.

'긴 숨'을 쉬면 '오래 산다'는 말이 있는데, 확실히 내쉬기를 의
식하면서 호흡하면 1분 동안의 호흡 횟수가 줄어들어 몸도 마음도
느긋해진다.

호흡으로 지구와 이어지다

'내쉰다(吐)'라는 한자는 입 구(口)에 흙 토(土) 자를 써서 '흙', 다시
말해 지구의 대기에서 호흡함으로써 자신과 지구가 연결된다는 뜻
을 함유하고 있다. 내뱉은 숨은 이산화탄소나 노폐물을 체외로 배

설할 뿐만 아니라 우리 몸의 각 세포가 만들어낸 정보도 담고 있다. 자신의 몸에 관한 정보를 호흡에 실어서 대기로 환원시키는 것은 이 시점에서 이미 '내 몸의 내부는 이러한 상태입니다' 하는 정보를 내보내는 것이므로 무의식중에 '자기 표명'을 하고 있는 셈이다. 즉 호흡은 내뱉는 숨을 통해 이루어지는 자기 표현이다.

호흡기관은 나뉨으로써 분위기를 파악하려고 한다

이렇듯 대기는 살아 있는 모든 생명체가 자신을 표현한 결과라고 생각할 수 있다. 대기에 포함된 정보를 이번에는 '호흡'을 통해 들이마심으로써 체내에 받아들인다. 대기에 실려 있던 '지금 세계는 이러한 상황이다'라는 정보를 당신의 몸속 세포 하나하나에 알려주는 것이다.

호흡기관은 크게 '오른주기관지'와 '왼기관지'로 나뉜다. '나뉜다'고 해서 기관지(氣管支)라고 불리며, 점점 갈라지고 나뉘기를 반복하여 폐의 폐포에 도달할 때까지 대략 20~23번이나 갈라져 나뉜다. 이는 기관지가 가늘게 갈라짐으로써 눈에는 보이지 않는 대기에 포함된 정보를 '분류한다'고 이해할 수 있다. 우리는 호흡을 통해 이른바 눈에는 보이지 않는 세계를 '분석'하고 있다.

'정보 단식'을 실행해보자

내뱉는 숨이 '자기 표현'이라면 들이마시는 숨은 '정보 수집'이
다. 나는 줄곧 들이마시는 숨만 쉬고 있는 사람을 만난 적이 없으
며, 줄곧 내뱉는 숨만 쉬는 사람도 만난 적이 없기 때문에 아무래
도 호흡은 자신의 내면세계와 대기 사이에 주고받는 '정보 교환'에
의미가 있다고 생각한다. 따라서 건강한 몸을 얻기 위해서는 들이
마시는 숨과 내뱉는 숨이 균형을 이루도록 잘 조절해야 한다.

최근에는 인터넷이나 스마트폰으로 세계 도처에서 무슨 일이 일
어나고 있는지, 넓게는 국제 정세부터 좁게는 친구가 어디서 무엇
을 먹고 자신의 주변에서 무슨 일이 일어나고 있는지, 실시간으로
알 수 있다. 하지만 동시에 정보 과다로 숨이 막힐 것 같은 상황이
생기기도 한다. 일주일에 한 번이 어렵다면 한 달에 한 번 정도는
온종일 인터넷과 스마트폰을 사용하지 않는 '정보 단식'을 실행해
보자.

제5 용서스위치 온!
두개골 헬멧 벗기 훈련

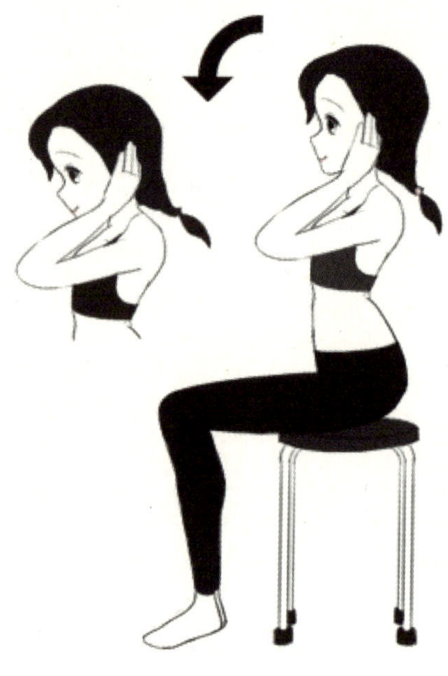

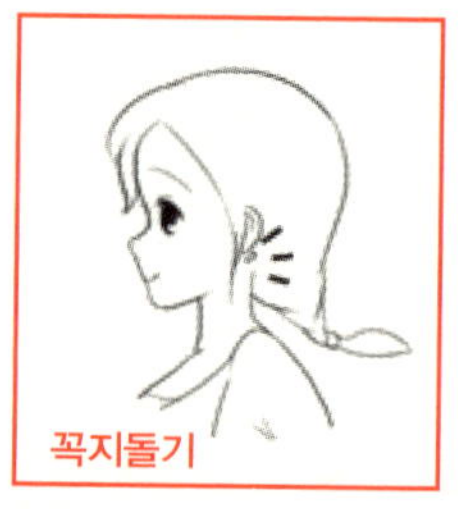

꼭지돌기

1. 귀 뒤쪽에 있는 두개골의 꼭지돌기(귓바퀴 바로 뒤쪽에서 아래로 뻗은 관자 뼈의 돌기. 유양돌기-역주)에 엄지손가락을 걸고 두개골 전체를 잡듯이 손으로 감싼다.

2. 그대로 헬멧을 벗는 것처럼 목부터 머리를 앞으로 천천히 굽히고 3초 동안 그 자세를 유지한다. 기분이 좋을 정도로 힘을 조절하여 실시한다.

3. 목을 천천히 원래의 위치로 되돌린다. 2~3을 3~5회 반복한다. 힘을 주면 목에 부담이 되므로 조심한다.

▶ 목의 긴장을 풀어주는 동작이므로 하루 몇 번이든 하고 싶을 때 실시한다.

쇄골 활성 마사지

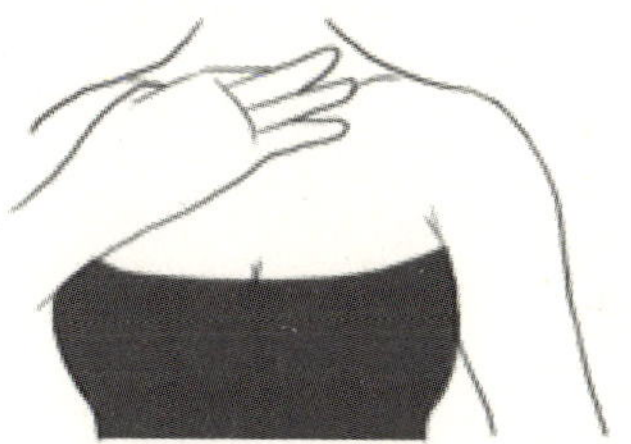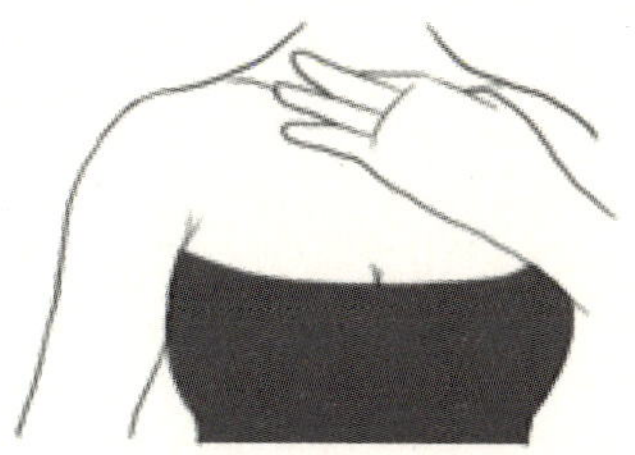

1. 한쪽 집게손가락과 가운뎃손가락으로 쇄골을 따라 좌우로 10회 움직인다. 반대쪽도 같은 방법으로 10회 실시한다.

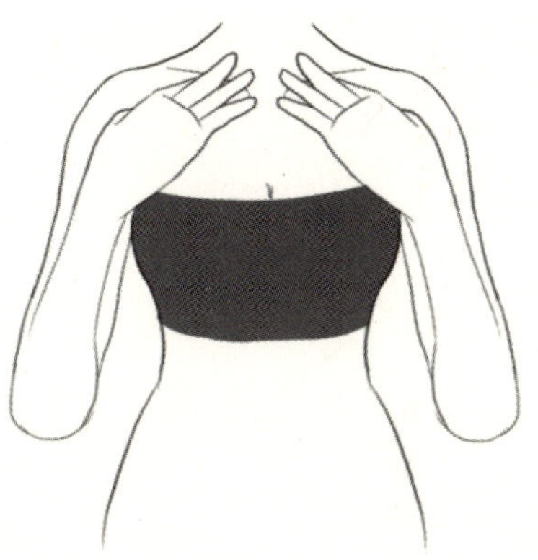

2. 양손으로 쇄골을 아래로 10초 동안 누른다(5회 반복한다).

▶ 사무실이나 전철 안에서 문득 생각날 때마다 실시해보자.

제5 용서스위치는
청각 센서를 발달시킨다

제5 용서스위치가 켜진 사람은 '듣는 능력'이 뛰어나다. 청각을 본질적으로 사용할 줄 아는 사람이다. 관음(觀音)보살은 '소리(音)를 볼(觀)' 수 있는 보살이다. 언어나 음악, 새의 지저귐, 강물 흐르는 소리, 나뭇잎 스치는 소리를 듣고도 그 속에 스며 있는 '마음'을 읽어낼 수 있다. 소리나 사람의 말에서 느껴지는 부조화에도 민감하다. 듣는 데 의식을 집중하여 자연의 소리나 사람 목소리의 바탕에 깔린 마음을 느끼는 일은 제5 용서스위치를 더욱 강하게 한다.

제5 용서스위치를 발달시키고 싶다면 번잡한 도시를 떠나 자연의 소리를 직접 들으러 가거나, 그러한 음원을 들어보자. CD 판매점에 가서 힐링음악 코너에 진열되어 있는 CD를 골라보라. 자연의 소리는 제5 용서스위치를 켜줄뿐만 아니라 공부나 일을 할 때 들으면 집중력이 향상된다고 하니 일상에서 자연스럽게 접하면 일석이조의 효과가 있다.

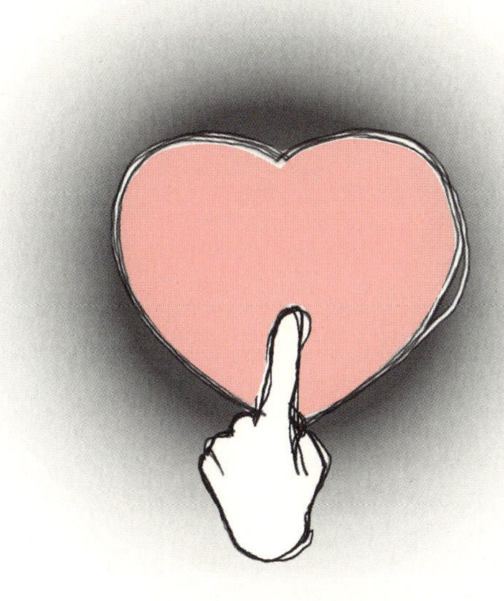

자신감 없는 자신을 용서하라

내 몸의 용서스위치는
'ON'일까?

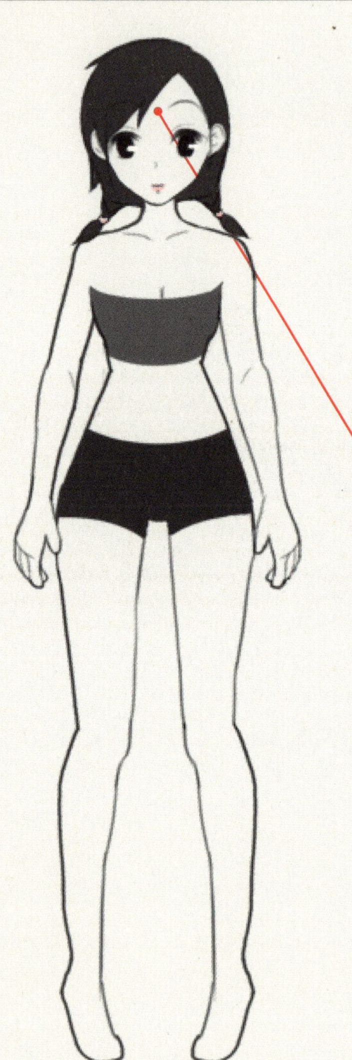

미간 끝에는 뇌의 중요한 기관
이 모여 있다. 눈, 코, 그리고 귀
의 상태에 따라 스위치의 온 ·
오프가 좌우된다.

코막힘이 없고 소리가 잘 들
려 원근감을 확실히 느낄 수
있는가?

'Yes'라면 ON!
'No'라면 OFF!

제6 용서스위치가 꺼지면…　　　　　　　　check ☐

당신의 자신감을 잃게 한 사람들　　　　　　☐
당신을 과소평가한 사람들　　　　　　　　　☐
당신을 적절하게 평가하지 않은 사람들　　　☐
당신의 꿈을 무너뜨린 사람들　　　　　　　☐
“너를 위해서야” 하면서 당신을 마음대로 좌지우지하려고 한 사람들　☐
자신감이 없는 나　　　　　　　　　　　　☐
도전하지 않았던 나　　　　　　　　　　　☐
자신감이 없는 내가 만든 지금의 현실　　　☐
낮은 급여　　　　　　　　　　　　　　　　☐
인연을 만나지 못한 일　　　　　　　　　　☐
결혼하지 못한 일　　　　　　　　　　　　☐

… 을(를) 용서할 수 없다

제6 용서스위치가 켜지면…　　　　　　　　check ☐

침침한 눈, 안구 피로　　　　　　　　　　　☐
결막염　　　　　　　　　　　　　　　　　☐
화분증　　　　　　　　　　　　　　　　　☐
비염, 코막힘　　　　　　　　　　　　　　☐
코피가 자주 난다　　　　　　　　　　　　☐
잇몸이 붓는다　　　　　　　　　　　　　　☐
치아에 이물질이 낀다　　　　　　　　　　☐
구강염에 잘 걸린다　　　　　　　　　　　☐
축농증　　　　　　　　　　　　　　　　　☐
귀가 잘 들리지 않는다　　　　　　　　　　☐
중이염　　　　　　　　　　　　　　　　　☐
이명증, 현기증(눈앞이 빙글빙글 도는 유형)　☐
구강호흡　　　　　　　　　　　　　　　　☐
미각장애, 후각 둔화　　　　　　　　　　　☐

… 이(가) 나을 수 있다

제6 용서스위치는
오감과 관련된 스위치다

미간의 끝에 해당하는 뇌 안쪽에는 송과체, 시상하부 그리고 뇌하수체 등이 위치한 뇌간(좌우 대뇌반구와 소뇌를 제외한 뇌의 가운데 부위로 뇌와 척수를 이어주는 줄기 역할을 하는 부위–역주)이 있다. 생체시계(circadian rhythms, 24시간 주기로 되풀이되는 생리적 리듬–역주)나 자율신경, 호르몬 균형을 총괄하므로 생명 유지에 있어 중요한 뇌의 집합소다. 살아가는 데 근원적인 욕구가 생기는 곳이다.

'재능을 발휘하고 싶다', '더욱 근사한 인생길을 걸어가고 싶다', '부자가 되고 싶다', '꿈을 이루고 싶다' 등 자신이 놓여 있는 환경보다 멋진 인생을 살아가고자 할 때 제6 용서스위치가 켜져 있다면 필요한 정보나 기회를 뇌가 자동으로 움켜잡게 된다. 그리하여 의미 있는 우연의 일치, 즉 동시발생(synchronicity) 상황을 경험하기 쉬워진다.

반대로, 본래 자신이 갖고 있는 재능을 억누르면 화분증이나 안구 피로, 구강염 등 눈, 코, 귀, 입, 그리고 피부에 이상 증상이 나타난다.

제6 용서스위치

감도가 좋은 사람의 특징

제6 용서스위치가 발달되어 있는 사람은 자신의 재능을 찾아내고 노력해서 향상시킴으로써 자신이 생생하게 빛날 수 있는 무대에서 가슴 설레며 살아간다. 행복할 것이다.

하지만 사람마다 제각각 생각하는 성공의 형태는 천차만별이다. 부자나 회사 사장이 되어야만 꼭 성공했다고 말할 수 있는 것은 아니다. 무엇보다 자신만이 지닌 재능을 살려서 매일 즐겁게 살아갈 수 있느냐가 중요하다.

또한 제6 용서스위치가 발달된 사람은 다른 사람의 재능도 충분히 인정할 줄 알아서 '나만 잘났다'고 교만하거나 착각하지 않는 겸손한 태도가 가장 큰 장점이다.

반대로 제6 용서스위치가 꺼지면 고집이 강해지고 근본적인 문제를 해결하기 위해 이미지로 떠올리는 능력이 저하된다. 항상 불평불만을 쏟아내며 한 곳에 안주하기를 좋아한다. 더욱이 누군가 자신을 꿰뚫어보는 것을 두려워하여 필요 이상으로 자신을 방어하는 태도를 취하기도 한다.

제6 용서스위치가 꺼지면
자신의 재능을 발견할 수 없다

제6 용서스위치의 기능에 관련된 카운슬링을 한 적이 있다. 일 년 내내 만성비염으로 힘들어하다가 어머니와 함께 찾아온 중학생이었다. 당시 고입 수험생이었는데 비염 때문에 공부할 때도 집중력이 떨어져서 어떻게든 해결방법을 찾고 싶다고 했다.

그는 세 살 때쯤부터 코막힘이 심해서 아직 15세인데도 만성비염으로 고생한 기간은 12년이나 되었다. 몸의 반응을 관찰하는 리딩 분석법으로 살펴보았더니 역시나 코 점막, 비강, 부(副)비강에 반응이 일어났다. 그리고 그 원인으로서 '억압'이라는 감정에 큰 근육반응이 나타났다. 근육반응이란 감정 스트레스로 인해 그와 관련된 근육에 생기는 미세한 긴장을 뜻한다.

만성비염의 원인은 태내 기억에 있다?

이 학생의 만성비염은 무엇에 대한 억압 때문에 생긴 것일까?

어머니는 인품도 미소도 멋진 분이었다. 어머니와 직접 이야기를 나누어보니 매우 훌륭한 가치관으로 자식을 키우는 것 같았고, 자식을 억압할 사람으로는 보이지 않았다. 이야기를 들어보니 아버지 또한 자식을 엄하게 훈육하는 스타일은 아닌 듯했다.

그렇다면 혹시 공부에 대한 억압 때문일까? 대개 공부가 원인이라고 생각하겠지만 세 살부터 계속된 만성비염의 이유로는 맞지 않는다. 리딩 분석을 계속해 나가던 중 엉뚱한 데에서 '태내 기억'이 화제로 떠올랐다.

'태내 기억'은 태어나기 전에 엄마 뱃속에 있을 때의 기억을 말한다. 보통 말을 배우기 시작한 두세 살쯤의 아이가 그때의 기억을 이야기하여 부모나 주위 사람이 알게 되고는 한다.

태내 기억에 관해 설명하자 어머니가 "그러고 보니……" 하며 말을 꺼냈다.

"이 아이도 어릴 때 태내 기억을 하더라고요. 어머니의 뱃속은 이랬었다는 둥, 그때 아버지가 이렇게 말했다는 둥 말이죠. 좀 별난 아이였어요. 세 살 때는 난데없이 예쁜 돌을 집어오거나 다리를 꼬고는 명상 같은 것을 하기도 했지요."

나는 그 말을 듣고 적잖이 놀랐다. 카운슬링을 하면서 예전부터 태내 기억에 관해 들어본 적은 있었지만, 구체적인 체험을 겪은 아이를 실제로 만난 것은 처음이었다. 이제 열다섯 살인 당사자는 그런 기억은 싹 잊고 있는 것 같았다.

어머니는 더더욱 놀라운 사실을 말해주었다.

"사실은 저희 집안 내력이 조금 특이해요. 친정어머니, 즉 아이의 외할머니에게 영시능력이 있어서 사람들이 종종 상담하러 오곤 했어요. 저에게는 그런 능력이 전혀 없지만 이 아이가 이상한 말과 행동을 하는 것을 보고 '아! 이 아이가 외할머니의 영시능력을 이어받은 걸까?' 하고 생각한 적이 있었어요."

세상에 영능자는 분명히 존재한다. 나도 정신적 지도자(spiritual leader)를 많이 알고는 있지만 이 어머니는 자신의 가족 중에 그러한 사람이 있다 보니, 주위에서 보는 것처럼 그리 쉬운 상황이 아니라는 사실도 알고 있었다.

"제 언니에게도 약간 그런 능력이 있었는데 그 능력에 휘둘리면 정신적으로 힘들어하고 필요 이상으로 매사에 민감해져서 일상생활을 제대로 할 수 없더라고요. 그래서 이 아이만큼은 혼란스러워하지 않고 평온한 마음으로 자랄 수 있게 신경 써왔거든요."

학생의 어머니는 무척 현명해 자식을 넓은 시야로 바라보고 지켜줄 수 있는 사람이었다. 그래서 아들이 비염 이외에는 별다른 문제없이 예의 바르게 자랐다는 것을 알 수 있었다. 이 경우는 일반적인 '억압'과는 다른 이유가 있는 듯했다.

나는 카운슬링 방향을 '제6 용서스위치' 쪽으로 잡았다. 제6 용서스위치는 요가 철학에서 말하는 이른바 '제6 차크라(인도의 신비적 신체론에서 신체의 여러 곳에 있는 정신적 힘의 중심점으로 보통 6개가 있다고 한다 - 역주)'와 연동된 스위치다. 지성, 사고력, 판단력과 함께 직관력, 영적 투시력을 담당하는 에너지 집합소다.

'코'는 이 '제6 차크라'에 포함된 대표적인 기관이다. 틀림없이 아이가 세 살 때쯤 태내 기억을 말하기 시작하자, 아이를 평범하고 정상적으로 키우고 싶다는 어머니의 마음이 강하게 작용해서 아이의 직관력과 투시력이 차츰 억제되었을 것이다.

재능을 가로막는 비염

그 억제가 '비염'이라는 증상을 초래한 것일지도 모른다. 즉, 코에서 제 기능을 억제함으로써 어느새 어머니의 집안이 지닌 특수한 능력과 재능까지 억눌렀던 것이다. 그렇게 생각하면 확실히 비염이 시작된 시기가 세 살 때라는 점과도 일치한다.

'억압'의 정체에 관해서 두 사람에게 그런 이야기를 했더니 어머니도 깜짝 놀라면서 말했다.

"일부러 억압하려는 의도는 아니었지만 역시 그럴지도 모르겠

네요. 저의 공포심이 이 아이를 무의식중에 억압하고 있었는지도
모르겠어요.”

나는 이렇게 상담해주었다.

“하지만 그건 그거고, 정말로 이 아이의 마음이 성장하면서 이
특수한 능력을 사용할 수 있을 때, 가령 추정능력이 필요한 변호사
또는 과학자, 직관력이 필요한 예술가나 작가가 되고자 보람 있고
훌륭한 일을 목표로 한다면, 그때는 분명 능숙하게 힘을 활용할 수
있지 않을까요?”

그러자 카운슬링을 하는 동안 쭉 아무 말이 없던 아들이 “잘 알
겠습니다” 하고 듬직하게 대답했다. 이후 아이의 비염은 깨끗이 나
았고 대학 진학률이 높은 고등학교에 합격했다. 현재는 변호사를
목표로 열심히 공부하고 있다고 한다.

제6 용서스위치를 켜려면
자신과 친구가 되어라

　　제6 용서스위치가 발휘되어 재능을 억압하고 있던 걸림
돌이 사라지면 오감이 민감해져서 몸과 마음이 가벼워질 뿐만 아

니라 자신을 둘러싼 주위의 환경에도 좋은 영향을 미치기 시작한다. 이는 스스로 자신을 존중하고 주변 사람들도 당신을 사랑으로 가득 찬 사람이라고 느끼기 때문이다. 자신을 사랑할 줄 알고 소중하게 여기는 사람은 타인에게도 너그럽다. 당신의 편안한 분위기에 이끌리듯이 사람들이 모여들기 시작한다.

제6 용서스위치가 지향하는 목표는 이러하다. 자신이 생각할 때 현재의 자신은 과연 남들이 친구가 되고 싶어 하는 사람인가 아닌가 하는 점이 핵심이다. 우선 아침에 일어나면 '충전'부터 시작한다. 세수를 하고 머리를 매만질 때라도 좋으니 거울을 보면서 자신의 미간에 주목하고 이렇게 외쳐보자.

"오늘 하루 당신은 아주 운이 좋아요. 행운이 당신에게 미소 짓고 있답니다."

입 밖으로 소리 내어 말하지 않아도 좋으니 마음속으로 두 번만 읊어보자. 그러고는 옷매무새를 가다듬고 집을 나선다. 전철을 이용하는 사람, 자동차로 이동하는 사람, 버스, 자전거, 그리고 걷는 사람도 있을 것이다. 어떤 방법으로 가든 집을 나서서 일터에 도착할 때까지 과연 몇 사람과 스쳐 지나갈까.

일본에는 '지나다가 소매를 스치는 것도 전생의 인연'이라는 말이 있다. 여기서 전생이란 내세를 가리키는 불교용어다. 지구상에는 70억 명이나 되는 사람이 살고 있으므로 그중에서 얼굴을 마주한다는 것은 그 자체만으로도 기적적인 확률이라고 할 수 있다.

이쯤에서 인간 특유의 능력을 사용해보자. 방법은 간단하다. 다른 사람의 행복을 비는 '해피 럭키 빔'을 쏘아보는 것이다. 읊조릴 대사는 아까와 같다.

"오늘 하루 당신은 아주 운이 좋아요. 행운이 당신에게 미소 짓고 있답니다."

스쳐 지나가는 수많은 사람에게 잇달아 해피 럭키 빔을 쏘아보라. 최소한 여덟 명에게 실행해보자. 단, 이 미션은 오전 중에 해야 효과가 크다.

아침에는 태양이 모든 사람을 건강하게 해주고 싶어 하며 생명의 에너지를 반사하여 해피 럭키 빔 방사를 보완하고 도와주므로 가장 좋은 시간대다. 행여 날씨가 흐리거나 비가 오더라도 효과가 있다. 어떤 날씨든 태양의 빛이 전혀 닿지 않는 날은 없으니 걱정하지 않아도 된다.

이 미션을 계속하다 보면 자신이 보낸 에너지가 반사되어 자신에게 좋은 에너지로 되돌아온다. 처음에는 정말로 '그 사람의 행복을 위해서'라고 생각하지 않아도 좋다. 조금 치사한 것 같지만 자신에게 좋은 에너지로 되돌아오게 하려고 남을 이용하는 정도로 작정하고 시작해도 괜찮다. 그래도 상대의 행복을 기원하는 것이기 때문에 계속해나가면 먼저 제6 용서스위치의 장소인, 당신의 미간에 있던 주름이 펴질 것이다. 주위 사람들에게 몇 번이나 집중해서 행복을 빌어주는 동안에 어느새 입이 벌어져 미소가 나오게 된다.

관상이 좋은 사람 중에 불행한 사람은 없다고 하듯이, 타인의 행운을 기원하는 사람일수록 우선 복스러운 인상이 된다. 인상이 좋아진다는 것은 이미 제6 용서스위치가 켜졌다는 증거다. 현재 자신이 처한 환경이나 건강 상태를 모두 받아들이고 용서하며 사랑할 수 있다.

제6 용서스위치 온!
미간을 펴주는 해피 럭키 빔

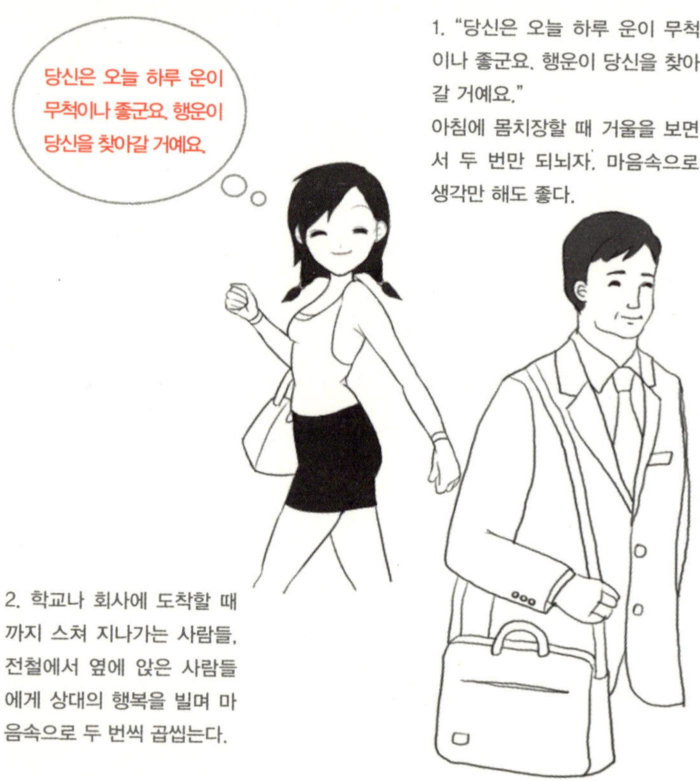

1. "당신은 오늘 하루 운이 무척이나 좋군요. 행운이 당신을 찾아갈 거예요."
아침에 몸치장할 때 거울을 보면서 두 번만 되뇌자. 마음속으로 생각만 해도 좋다.

2. 학교나 회사에 도착할 때까지 스쳐 지나가는 사람들, 전철에서 옆에 앉은 사람들에게 상대의 행복을 빌며 마음속으로 두 번씩 곱씹는다.

▶ 2주일 동안 계속해서 오전에 실행해보자.

제6 용서스위치 한 번 더 온!
귀를 주무르고 빙글빙글 돌리기

1. 두 손으로 양쪽 귀 전체를 잡고서 귀를 위아래로, 그리고 좌우로 움직인다(각각 10회).
2. 뒤로 돌리고 앞으로 돌리면서 빙글빙글 움직인다(각각 10회).

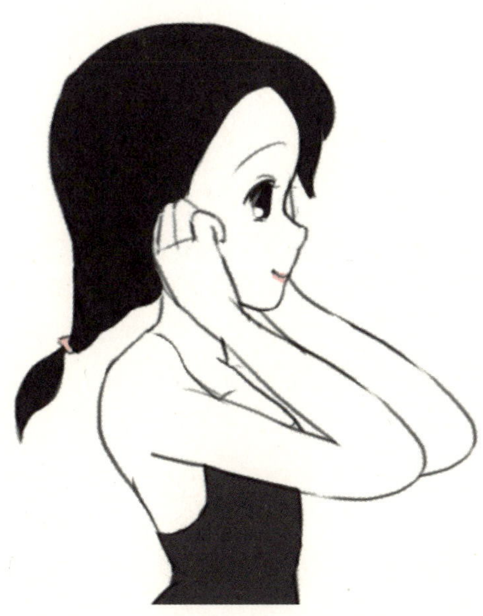

▶ 하루 한 번, 숨을 멈추지 않고 느긋하게 실시한다.

제6 용서스위치는
시각 센서를 발달시킨다

용의 눈, 그리고 뱀의 눈이라는 말이 있다. 용의 눈은 전체를 보는 눈이며 뱀의 눈은 눈앞의 현실을 보는 눈이다. 본질을 보는 눈은 이 두 가지 시점을 균형 있게 모두 지니고 있는 눈이다.

하나의 문자를 계속 보고 있으면 그 문자가 점점 의미 없는 선의 집합체처럼 느껴진 경험이 있을 것이다. 한 예로, '마음 심(心)'이라는 글자를 쓰고 1분 동안 응시해보자. 그러면 '응? 이런 모양이었던가?' 하고 느끼게 될 것이다. 이를 심리학 용어로 '게슈탈트 붕괴(Gestalt collapse)' 현상이라고 한다.

다시금 자신의 주변을 신선한 관점으로 바라보자. 사물도, 문자도, 그리고 사람도 마찬가지다. 사람을 바라볼 때는 서로 눈을 맞추는 아이 콘택트가 매우 효과적이다. 매일이 아니어도 괜찮으니 가끔씩 해보자. 그러면 당신의 뇌가 신선한 정보처리를 시작하여 제6 용서스위치의 문이 열릴 것이다.

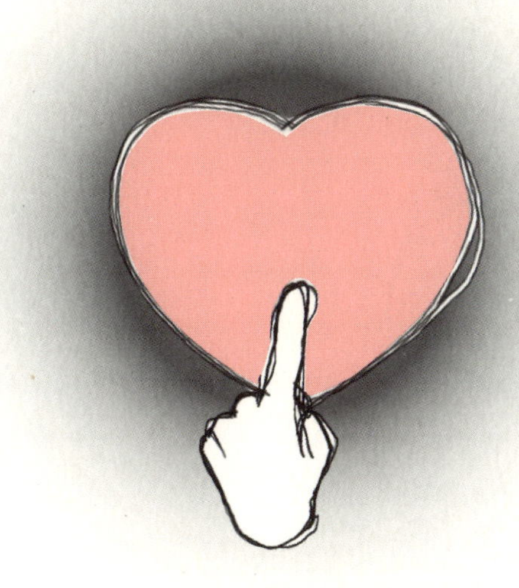

이상과 현실의 차이를 용서하라

내 몸의 용서스위치는
'ON'일까?

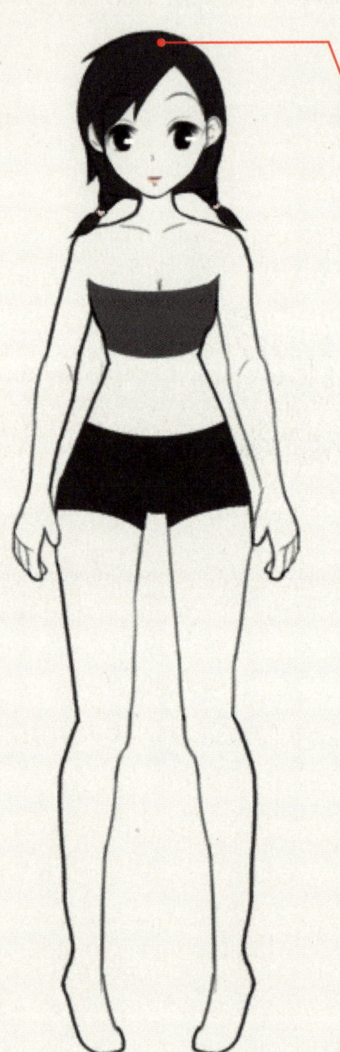

머리 정수리에서 홍문까지 에너지가 똑바로 빠져나가므로 척추 자세에 따라 스위치의 온·오프가 좌우된다.

눈을 감고 20발자국을 거의 똑바로 걸을 수 있는가?

'Yes'라면 ON!
'No'라면 OFF!

• 제7 용서스위치가 꺼지면… check □

불공평한 사회 □
정직한 사람을 바보 취급하는 세상 □
성실이 보상받지 못하는 사회 □
뇌물, 횡령, 직권남용 □
요령이 좋은 사람 □
약아빠진 사람 □
책임은 지지 않고 잘난 척만 하는 사람 □
아무렇지도 않게 거짓말을 하는 사람 □
책임을 남에게 떠넘기는 사람 □
입에 발린 말을 하는 정치가 □
그런 사람들밖에 보이지 않는 나 자신 □

… 을(를) 용서할 수 없다

• 제7 용서스위치가 켜지면… check □

우울증 □
무기력, 허탈감 □
근육 쇠약 □
신경증 □
결벽증 □
이명증 □
원형탈모증 □
호르몬의 리듬이 깨진다 □
윤기 없는 모발 □
급히 노화된 느낌이 든다 □
탄력 없는 피부 □
얼굴 주름 □
물건을 잘 잃어버린다 □
신체리듬의 붕괴 □
아침에 잠자리에서 일어나기가 힘들다 □

… 이(가) 나을 수 있다

제7 용서스위치는
이상과 현실의 차이에 관련된 스위치다

갓 태어난 아기는 정수리의 두개골이 닫혀 있지 않고 부드럽다. 이 부드러운 부분은 '대천문(大泉門)'이라고 불리는데 고동에 맞춰 팔딱팔딱 움직이기도 한다. 생후 9~10개월까지 커지다가 대개 두 살이 지나면 폐쇄된다고 한다. 이곳이 바로 제7 용서스위치가 있는 장소로, 동양의학에서는 이 정수리 중앙 혈자리를 '백회(百會)'라고 부른다.

제1 용서스위치부터 제7 용서스위치까지 신체의 에너지가 수직으로 흐르고 있는데, 이 흐름은 정신적인 세계와 현실의 세계를 연결하는 통로이기도 하다. 이 용서스위치가 활성화되면 세상을 내려다볼 수 있어 제6 용서스위치처럼 동시발생(synchronicity) 상황이 생기기 쉽다.

제7 용서스위치
감도가 좋은 사람의 특징

제7 용서스위치가 발달되어 있는 사람은 다른 사람이

볼 때 아우라가 느껴진다. 처음 만날 때는 왠지 가까이 하기 어려운 분위기도 있지만 친해지면 그 사람이 함께 있다는 사실만으로도 그 자리가 편안해진다. 뛰어난 능력을 과시하지 않고 말과 행동도 결코 튀는 법이 없기에 그다지 눈에 뜨이지 않지만 언제나 의사가 명확하며 책임감 있게 행동한다.

이런 유형의 사람들은 어느 정도 나이가 들면 자아실현의 속도가 남들보다 월등하게 빨라진다. 조직 속에 있는 사람이라면 주위 사람들이 존경하고 따르는 유형이다. 위험감지 능력이나 방향감각, 미래 예측에 탁월한 능력이 있어, 특히 긴급한 일이 생길 때 무척 의지가 된다. 평상시에도 투자나 새로운 사업의 착수 등 시대의 흐름을 읽는 데 뛰어나므로 금전 면에서 성공한 사람도 많다.

제7 용서스위치가 꺼지면
마음이 불안해진다

제7 용서스위치가 활성화되지 못하면 육체와 정신이 균형을 이루기 어려워 현실 도피를 원하는 마음이 강해지는 경향이 있다. 세상에 무수하게 존재하는, 본심과 겉모습이 다른 위선적인 언행을 용납할 수 없어 회사나 학교 등 단체생활에 적응하기가 어려워진다. 이러한 현상이 지나치면 우울증 증세를 보이거나 은둔형 외톨이가 되기도 한다. 또한 신경이 너무 예민해져서 사소한 계기에도 정신상태가 불안정해진다. 한 예로, 단지 친구에게 보낸 문자에 바로 답장이 오지 않는다는 이유로 '자신의 존재가 무시당했다'는 피해의식을 갖거나 심한 소외감을 느끼기도 한다.

'나의 존재의식은 무엇일까', '나는 왜 태어났을까' 하는 의문은 무척 중요한 테마이기는 하지만 이런 사색에 지나치게 빠지다 보면 오히려 정체성을 잃어버릴 수도 있다. 살아 있는 이상 우리는 육체를 유지할 필요가 있으며 정신적인 면과 현실적인 면의 균형을 이루는 일 또한 중요하다.

타인의 비판을 심각하게 받아들여 침울해진다

제7 용서스위치는 이상과 현실의 차이에 관련된 스위치이므로 이 스위치가 제대로 작동되지 않으면 다른 사람에게 들은 부정적인 말이나 험담을 곧이곧대로 받아들이게 된다.

좋은 의미에서는 순진하다고 볼 수 있지만, 보통 사람이라면 한 귀로 흘려들을 만한 이야기를 언제까지고 잊지 못하는 고지식한

면이 있다. 또한 남들이 싫어하면 어쩌나 하는 공포가 심해서 자신의 의견이나 생각을 마음속에 감추고 행동하기 때문에 매일 자제하느라 스트레스를 많이 쌓아두게 된다. 제7 용서스위치가 꺼지면 '살아 있는 의미를 찾을 수 없다'는 생각이 들어 몸속에 힘이 들어가지 않는다.

제7 용서스위치를 켜려면
생체리듬을 조절하라

제7 용서스위치의 기능은 '방향감각'과 깊이 관련되어 있다. 대개 시각은 눈, 청각은 귀, 후각은 코, 미각은 혀라고 알고 있는데 그렇다면 방향감각은 대체 몸의 어느 부분을 의식해야 할까. 몸속에서 방향감각을 담당하는 곳은 뇌에서 송과체라고 불리는 곳이다. 제6 용서스위치와도 연관이 있는 부분으로 미간의 끝, 즉 뇌의 한가운데에 있다.

제7 용서스위치는 '생체리듬'을 담당하는 송과체의 기능과 관계가 있다. 우리의 몸은 빛을 감지함으로써 생체리듬을 조절한다. 특히 송과체는 눈의 망막과 비슷한 구조를 갖고 있어 뇌의 구석에서

'빛을 감지한다'고 한다.

새들이 아침 일찍부터 지저귀기 시작하는 것은 새들에게 송과체가 발달되어 있어 재빨리 아침의 빛을 감지하기 때문이다. 물론 인간에게도 빛을 감지하는 능력이 갖추어져 있다.

아침 해와 저녁놀을 느껴보자

송과체는 멜라토닌이나 세로토닌 등 뇌 안에 있는 물질의 방출에 관여한다. 멜라토닌이 원활히 분비되지 않으면 아침과 밤을 잘 구별하지 못하므로 만성피로나 불면, 또는 우울 상태에 빠지기 십상이다. 우리의 생활을 돌이켜보면 일상이 인공적인 빛으로 가득 차 있어 진짜 빛인 햇볕을 쬘 기회가 그리 많지 않다.

눈에는 보이지 않지만 형광등은 굉장히 빠른 속도로 켜졌다 꺼졌다 한다는 사실을 알고 있는가. 송과체는 언제나 이 점멸의 자극을 받고 있기 때문에 우리는 스스로 깨닫지 못하는 사이 눈에 과도한 스트레스를 받고 있는 것이다.

이때 이러한 대비를 생각할 수 있다.

'진짜 빛＝햇빛＝이상'

'인공적인 빛＝형광등＝현실을 살아가기 위한 빛'

제7 용서스위치가 활성화되지 못하면, 햇빛과 형광등이 상징하는 '이상과 현실의 차이'에 쉽게 노출된다.

태양에서 보자면 언제나 똑같이 지구에 햇빛을 보내고 있지만 지구는 자전을 하고 있기 때문에 낮과 밤이 생겨 햇빛을 일정하게 받아들이지 못한다.

빛의 변화를 느끼는 송과체는 빛을 감지함과 동시에 지구의 자전을 느끼고 있기에 생체리듬이 생기는 것이다. 철새는 뛰어난 방향감각으로 목적지를 향해 날아가는데, 이는 '지구의 자기(磁気)'를 민감하게 느끼기 때문이다. 자기를 제대로 읽으면 자신이 가야 할 장소를 놓치지 않는다. 자신의 목적지를 잃고 헤매는 일은 없다.

자기의 농담(濃淡)

우리가 '물고기는 물속을 헤엄치고 있다'고 보듯이, 만일 우주인이 있어 푸른 지구상에 사는 인간을 본다면 이 또한 바다 같은 곳을 헤엄치고 있는 것처럼 보일 것이다.

공기로 이루어진 바다에는 자기의 변화에 따른 자기장의 농담(濃淡)이 있다. 자기장이 강한 곳이 반드시 좋다고만 할 수는 없다. 자기장이 너무 짙은 곳은 어중이떠중이가 모이기 쉬워서 조바심이

나거나 사고를 당하기 쉽고 인간관계에서 자주 갈등이 생기기도 한다. 반대로 자기장이 너무 엷은 곳에서는 소외감이나 고립감을 잘 느끼게 된다. 자기장의 농담을 느끼는 센서를 지닌 제7 용서스 위치는 일상생활에서도 매우 중요하다.

"이봐, 왜 새치기를 하는 거야?"

"왜 저 사람과는 항상 잘 지내지 못하는 걸까?"

"지금 하려고 하는데 왜 방해하는 거지?"

"내가 하는 일은 왜 항상 이 모양일까?"

이러한 일들이 모두 '자기장을 잘못 읽어서' 생기는 현상이라고 한다면 어떨까. 이를 개선할 수 있느냐 없느냐는 당신의 방향감각, 즉 빛을 느끼는 힘에 달렸다.

붙임성 있는 사람의 공통점

붙임성 있는 사람의 행동은 어딘가 간결하다. 물질적인 대상부터 정신적인 면까지 대체로 단순하다. 어떤 일이든 가볍게 대하려고 궁리하면서 생활한다. 붙임성 있는 사람은 방향 감각에 민첩하게 대응할 수 있게 가능한 한 몸도 마음도 가볍게 걷는다.

햇빛이 부족하면 우울증이 생긴다

어떤 일을 해도 잘 되지 않고 조바심을 내기에도 지쳤다. 이런 상태가 오래 계속되고 의욕이 생기지 않는다. 자신이 나아가야 할 방향조차 보이지 않는다. 자신에게는 있을 곳이 없다. 점점 침울한 기분에 빠져 모든 일이 귀찮기만 하다. 이 같은 증상이 계속된다면 우울증을 의심해보자.

우울증을 개선하기 위해서는 아침에 햇볕을 쬐면서 걷는 것이 좋다고 한다. 의학적으로도 증명된 이러한 사실은 관련 연구논문도 다수 발표되어 있다. 송과체가 아침 해에 자극을 받으면 멜라토닌의 분비가 정상화되기 때문이다.

이에 한 가지 더 강조하자면, 이상의 빛을 뜻하는 햇빛과 생활하는 데 필요한 현실적인 빛을 뜻하는 인공적인 빛을 균형 있게 쬐는 것이다. 이렇게 하면 이상과 현실의 사이에서 현명하게 살아갈 수 있는 기력이 솟아난다.

제7 용서스위치 온!
햇빛 속 워킹

1. 해가 뜰 무렵 햇볕을
쬐면서 집 밖을 걷는다.

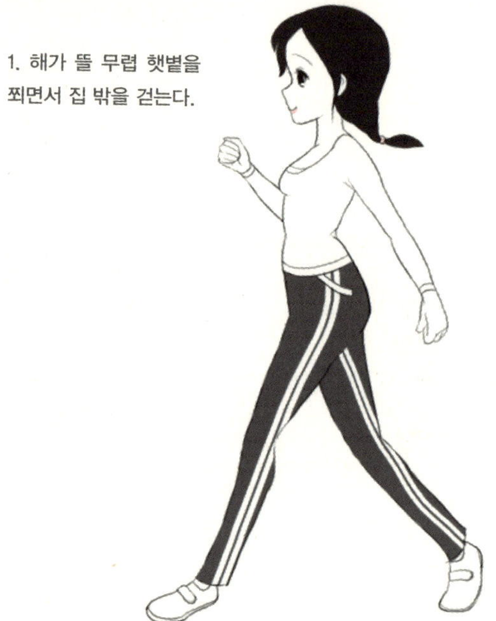

2. 가능한 한 시선을 멀리 두고 등이 굽지 않도록 편 자세로 엄지발가락에 힘이 들어
가도록 의식하며 걷는다.

▶ 맑게 갠 날만 걸어도 좋다. 일주일에 2~3회 햇빛 속을 걸어보자.

제7 용서스위치 한 번 더 온!
몸과 행동에 마음을 담는다

1. 아침에 눈을 뜨자마자 침대나 이불 속에서 누운 채로 양팔을 위로 올리고 힘껏 쫙 뻗어보자. 전날까지 몸에 쌓여 있던 스트레스를 발산함으로써 경쾌하게 하루를 시작할 수 있다.

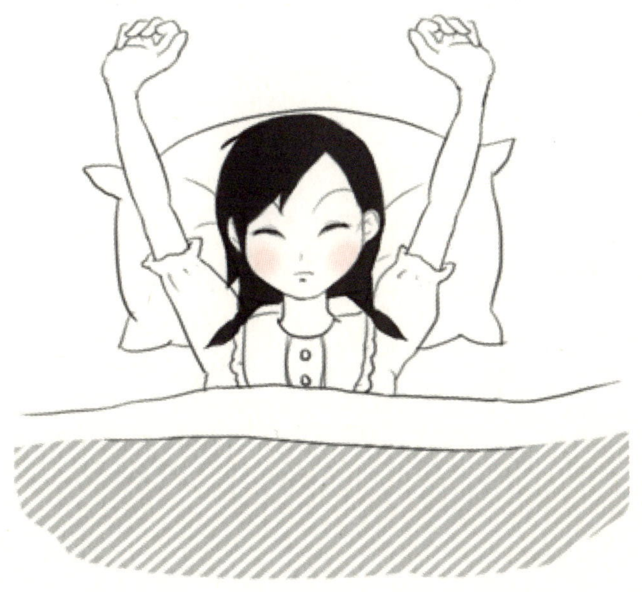

2. 식사를 하기 위해 젓가락을 사용할 때, 글씨를 쓸 때, 또는 인사를 할 때 등 일상의 동작과 몸짓 하나하나에 정성을 들인다. 당신이 하고 싶은 방법으로 하면 된다. 몸짓에 관한 책을 따라하는 것은 나중으로 미뤄도 괜찮다. 당신의 신체에 마음이 담기는 것을 느끼고 이 지상에서 생활하고 살아간다는 착지 감각을 몸짓으로 느껴보자.

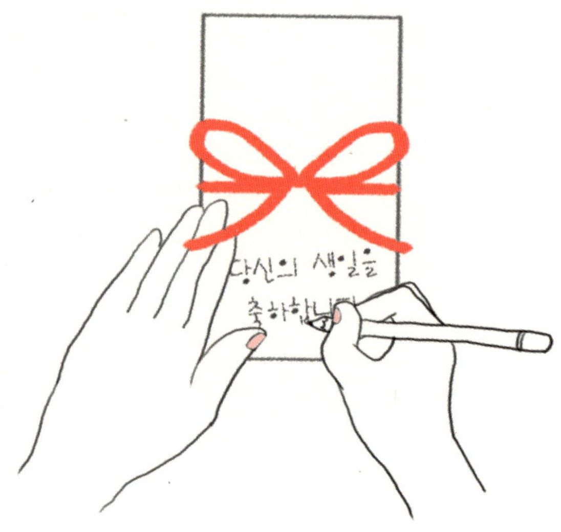

▶ **몸과 행동에 정성을 다하면 제7 용서스위치가 활성화된다.**

제7 용서스위치는
촉각 센서를 발달시킨다

제7 용서스위치가 켜진 사람은 정신적인 감도가 무척 강하여 정신과 육체의 균형을 맞추기 위해 육체적 접촉을 통해 이 세상을 살아가는 감각을 추구한다.

파부감각을 발달시키려면 누군가 만져주는 방법이 가장 좋다. 오일 마사지, 발바닥 마사지, 허그 힐링, 두피 마사지, 헤나 힐링(인도, 아프리카 등에서 모발, 콧수염, 손, 발을 물들이는 풍습에 사용하던 식물 염료로 피부를 튼튼히 하거나 혈압을 내리는 치료법 – 역주) 등을 받으면 좋다.

또한 모발을 언제나 깨끗이 정돈함으로써 제7 용서스위치를 조절할 수 있다. 돈을 들일 필요는 없다. 몸가짐을 단정히 하면 된다. 매일 아침 정성스레 머리를 감고 시간을 들여 머리를 빗어 촉각을 살리고 당신의 고유한 아우라를 뿜어내도록 자신을 갈고닦자.

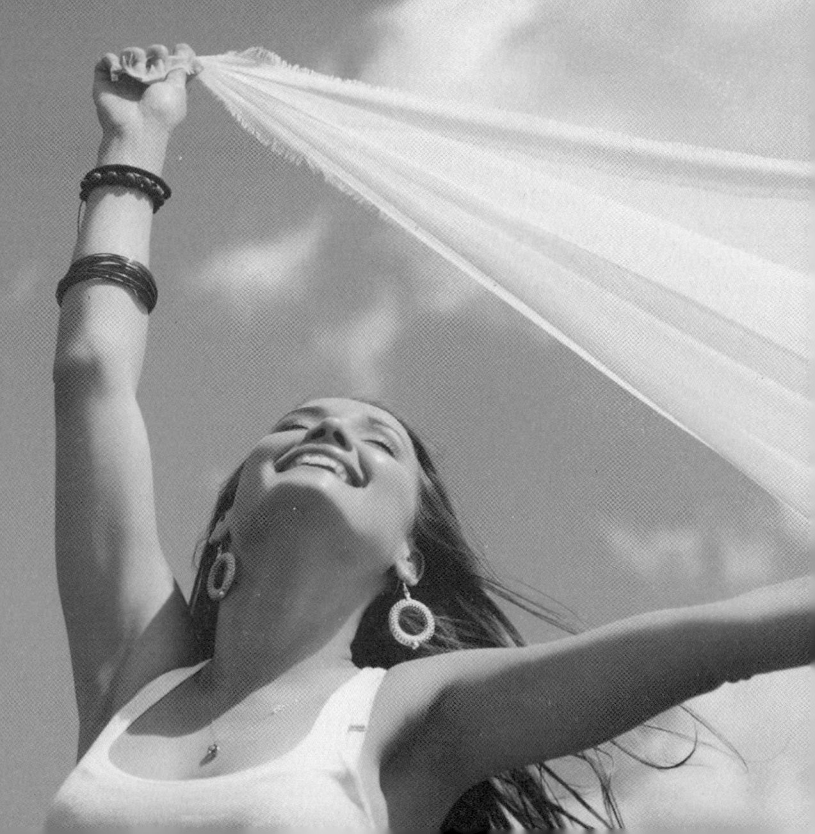

PART

2/

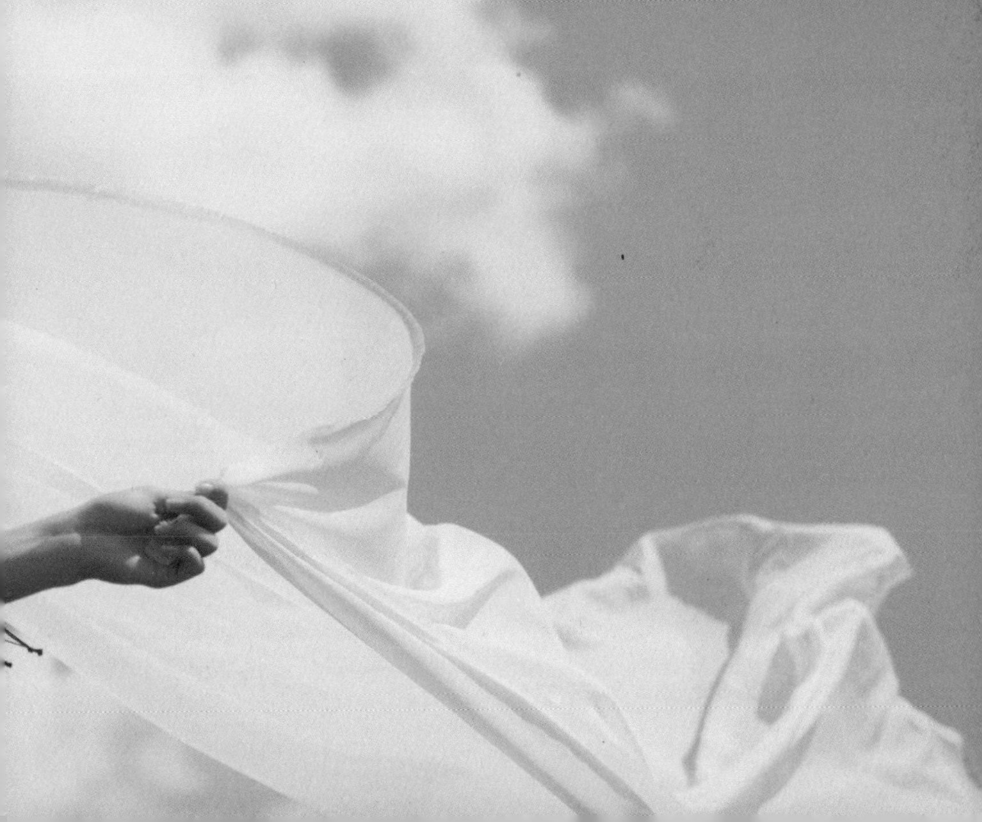

사례 연구로 배우는
용서스위치

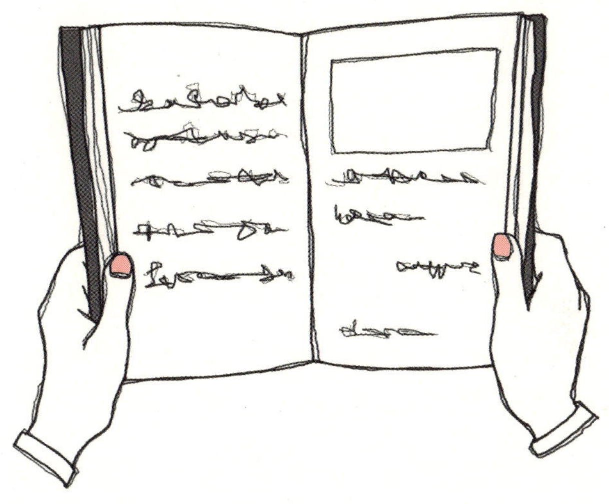

사례 1

자신감 없는 자신을 용서하라

해피 럭키 빔의 효과를 실감한

20대 백혈병 환자 (스위치 레시피: 제2·제6 용서스위치)

내게 상담하러 온 한 여성은 백혈병을 앓고 있었다. 그녀는 병원에서 치료를 받다가 병의 원인이 마음에도 있지 않을까 하는 생각에 일시적으로 퇴원했는데, 그때 내 환자 중 한 사람에게 소개를 받아 나를 찾아오게 되었다고 했다.

동양의학에서는 몸속에 기(氣), 혈(血), 수(水, 타액) 세 가지가 순환한다고 상정하고 있다. 먼저 기(氣)가 몸속을 돌고 혈(血)과 수(水, 이때는 대개 림프액)가 기(氣)의 뒤를 쫓아가듯이 순환한다. 다시 말해, 기가 어떻게 움직이느냐에 따라 혈액과 림프액의 순환 형태가 바뀔 수 있다는 뜻이다. 기는 평소 일상생활에서도 우리의 의식에 따라 움직인다.

'깨닫다', '걱정하다', '마음을 졸이다', '홀가분해지다'라는 각 단어의 일본어에 '기(氣)'라는 글자가 들어 있듯이, 사람은 의식에 따라 기(氣)의 흐름을 조절할 수 있다. 그리고 체액이 기의 흐름에 따라 흐르는 것이라면 마음먹기에 따라 우리 몸의 설계도를 만들 수 있다는 의미가 된다.

마음의 모순으로 기가 흩어지다

백혈병을 앓고 있는 이 여성과 함께 우선 마음먹은 대로 설계도를 만들었다. 그녀의 심리에는 무엇보다도 '주목받고 싶지만 주목받고 싶지 않다'는 모순된 잠재욕구가 자리하고 있었다. 무척 예쁜 사람인데도 필요 이상으로 화장을 하여 자신을 방어하고 있었다. 그리고 사람들 앞이나 인파를 싫어하지 않는데도 주위에 사람이 있을수록 마음이 안으로 움츠러들고 고독해졌다. 심리 상태가 복잡한 탓에 기의 흐름도 무척 복잡해졌고, 그로 인해 원래 약했던 혈액의 질에 영향을 미쳤던 것이다.

제6 용서스위치 '내가 본다'

그녀는 다른 사람에게 보이는 면에 대해 무척이나 방어하는 경향이 있었기 때문에 반대로 '내가 다른 사람을 본다'는 사실을 의식하도록 유도했다. 그녀에게, 입원 중인 병원의 담당 의사, 간호사, 같은 병동 사람들, 가족, 병문안 오는 사람 등 그날 만나는 사람들을 어쨌든 상냥한 표정과 감싸는 듯한 시선으로 바라보라고 부탁했다.

그녀는 이 용서스위치 미션을 순순히 따라주었다. 그리고 2주일이 지나자 자신의 마음이 예전과 다르게 움직이고 있다는 사실을 깨달았다고 말했다.

의사 선생님을 의사라는 직함으로밖에 보지 않았다는 사실을 깨닫고, 부모님을 아버지, 어머니라는 역할로밖에 보지 않았다는 사실을 깨달았다고 한다.

주위 사람들에게 상냥한 시선을 보내는 동안에 의사도 의사이기 이전에 한 사람의 인간이라는 사실이 보였다고 고백했다. 부모님에 대해서도 마찬가지였다고 한다. 어머니도 자신의 어머니이기 이전에 한 사람의 여자라는 사실이 처음으로 보이기 시작했다고 스스로 깨달은 사실을 내게 말해주었다.

그녀의 어머니는 21세 때 그녀를 낳았다고 한다. 지금의 자신보다도 어린 21세에 엄마가 된 한 사람의 여성을, 비로소 그녀는 절실하게 공감할 수 있었다. 사람은 모두 어떤 직함이나 역할을 짊어지고 태어나기 마련이지만 각자 직함이나 역할을 벗어난 곳에, 한 인간으로서의 진정한 모습이 있다는 사실을 깨달은 것이다.

또한 그녀는 자신도 그러하다는 사실을 깨달았다. 과거에 패션모델이었던 그녀는 모델이라는 직업, 그리고 부모의 자식이라는 입장과 현재 난치병 환자라는 역할 속에 완전히 매몰되어 있는 자신을 발견했다.

백혈병이 깨끗이 낫다

'역할을 연기하는 자신'의 모습이 '주목받고 싶지만, 주목받고 싶지 않다'는 모순된 심리로 이어졌음을 발견하자 그녀는 예상했던 것 이상으로 '기' 사용법을 바꿀 수 있었고 결과적으로 혈액의 흐름과 질이 달라졌다. 그리고 그녀는 기적처럼 백혈병에서 회복되었다.

나는 이 체험에서 부드러운 '기'가 바깥을 향함으로써 몸속에도 부드러운 기가 순환하게 된다는 사실을 강하게 실감했다. 이렇게 해서 제6 용서스위치에서 소개한 '해피 럭키 빔'이 탄생했다. 이때 중요한 것은 어떠한 질병이든 마찬가지지만 '내 몸은 꼭 나을 거야' 하고 마음속 깊은 곳에서 허가할 수 있느냐 없느냐다.

다음 세 가지 조건이 자신을 새로 구축하는 데 중요한 열쇠를 쥐고 있음을 기억하자.

- 우선 자신을 알 것
- 직함이나 병명, 세상의 이목을 벗어난 곳에서 자신을 스스로의 눈으로 발견할 것
- 평온한 기분으로 주변을 바라볼 것

손가락으로 자신의 성향 알아보기

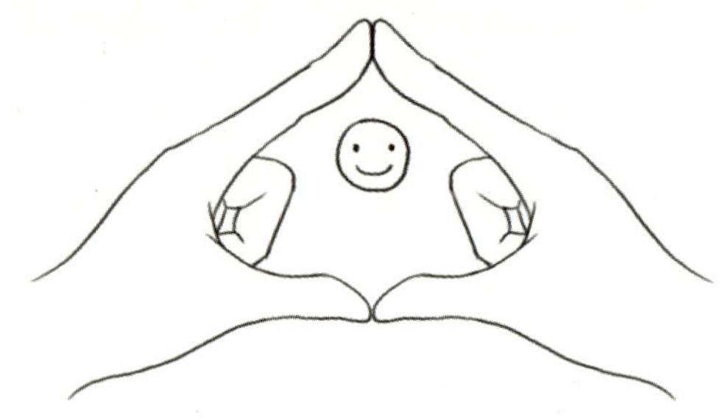

- 그림처럼 양쪽 엄지와 검지로 삼각형을 만들고 삼각형 안에 목표물이 들어오도록 한다.
- 왼쪽 눈을 감고 오른쪽 눈으로 목표물을 본다.
- 오른쪽 눈을 감고 왼쪽 눈으로 목표물을 본다.

오른쪽 눈과 왼쪽 눈 중 어느 쪽 눈으로 보았을 때 목표물이 삼각형에서 벗어나는가? 왼쪽 눈으로 보았을 때 목표물이 삼각형에서 벗어난다면 당신은 '오른눈잡이'이고, 오른쪽 눈으로 보았을 때 목표물이 삼각형에서 벗어난다면 당신은 '왼눈잡이'다.

시각정보를 뇌로 전달하는 방법은 복잡하기 때문에 단순히 결정할 수는 없지만 '오른눈잡이'인 사람은 대체로 '좌뇌적인' 관점을 갖고 있다. 반대로 '왼눈잡이'는 '우뇌적인' 관점을 갖고 있다.

좌뇌는 논리 뇌라고 불린다. 즉, 오른눈잡이인 사람은 무엇인가 주시할 때 항상 그 대상에 대해 이유를 명시하려고 한다. 반면에 우뇌는 직관 뇌다. 따라서 왼눈잡이인 사람은 '우선 전체를 파악한다'는 견지에서 사물을 본다. 오른눈잡이는 사회 표준에 비춘 관점을, 좌눈잡이는 자신의 내면에 맞춘 관점을 갖는 경향이 있다.

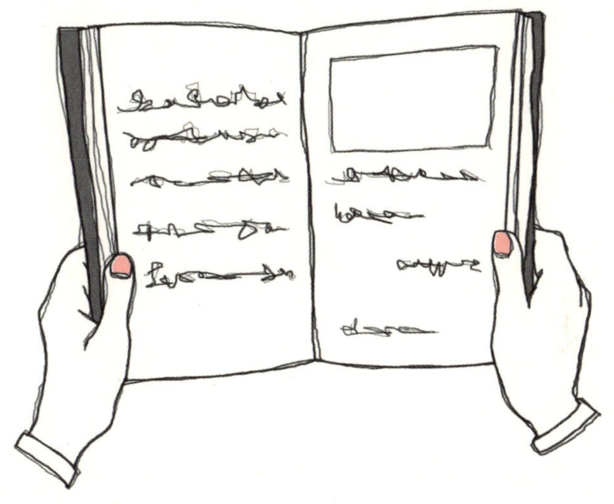

배우자를 용서하라

미각장애로 요리를 할 수 없던
40대 여성(스위치 레시피: 제4 · 제5 · 제6 용서스위치)

히스테리라는 말이 있다. 히스테리라고 하면 우리는 '으악!'이라든지 '꺅!' 하고 째지는 소리를 지르는 모습을 떠올리지만, 이는 원래 정신의학 용어였다고 한다.

19세기 후반, 샤르코(Jean-Martin Charcot, 1825~1893. 프랑스의 신경병리학자 – 역주)라는 유명한 의사가 연구하고 그의 제자이자 정신분석학의 아버지로 불리는 프로이트(Sigmund Freud, 1856~1939. 오스트리아의 정신과 의사로 정신분석의 창시자 – 역주)가 『히스테리 연구(Studien uber Hysterie)』를 발표해서 주목을 받았다.

의학용어인 히스테리는 어떤 일을 계기로 '감정적 갈등'이 원인이 되어 일어나는, 일련의 신경증을 가리키는 말이었다. 가령 기질적인 질병이 아닌데도 통증이나 운동감각, 또는 지각의 마비를 일으키거나 발열과 구토를 반복하기도 한다. 또한 특정한 기억을 잃어버리는 등 정신 증상을 호소하는 경우도 있다.

히스테리는 일반적으로 여성에게 많이 나타나는 증상이라고 알려져 왔다. 여성에게 많이 발병한다고 하는 이유 중 하나로는, 용어의 어원에도 근거가 있는 듯하다. 히스테리는 고대 그리스어로 '자궁'을 뜻하는 '휴스테라(hystera)'에서 유래하였으며, 이후 로마시대에서도 감정이 제어되지 않는 상태를 '자궁이 체내에서 떠도는 병'이라고 불렀다고 한다.

마음의 갈등이 미각장애로 나타나다

40대 주부가 나를 찾아왔다. 미각과 후각이 점점 둔화되어 간다고 고민을 털어놓았다. 스스로 '뇌에 문제가 있는 것은 아닐까?' 하는 불안을 느껴 뇌신경과를 찾아 검진을 받았다고 한다. 검사 결과는 '이상 없음'으로 나왔지만 스스로 증상이 더 심해졌다고 느꼈으며 미각과 후각에 이상이 있는 터라 점점 요리도 할 수 없게 되었다고 했다.

나는 이 여성의 경우, 마음의 갈등이 원인이 되어 미각과 후각의 마비가 생겼을지도 모른다고 생각하여 이 관점에서 정보를 주의 깊게 모으면서 리딩 작업을 진행해나갔다.

"언제부터 증상이 나타나기 시작했습니까?"

내가 질문을 던지자, 그녀는 잠시 골똘히 생각하더니 가방에서 병원 진찰권을 꺼내들고 말했다.

"음, 병원에 간 것은 딱 반년 전이네요. 하지만 징조는 병원을 찾기 일 년쯤 전부터 있었던 것 같아요."

"그렇다면 일 년 반쯤 전부터 증상이 있었던 거로군요?"

"네, 그런 것 같긴 한데 확실하지는 않아요."

증상이 나타나기 시작한 시기에 관해 명확한 기억이 없다는 것은 심리적 갈등에 의한 병일 가능성이 높다는 증거다. 히스테리의 한 형태로서 기억 한 구석에 꽁꽁 숨겨두고 싶은 어떤 일이 신체 증상으로 전환된 경우는 발병 시기조차 기억을 헷갈리게 한다.

"그 당시 뭔가 큰 사고라든지 타박을 입은 일이 있었나요?"

"그렇진 않아요. 그저 깨닫고 보니 점점 그렇게 되어 있었다고나 할까요."

나는 그녀의 말을 그대로 받아들여 그 화제를 더 이상 파고들지 않은 채 그날의 상담을 끝냈다. 심리적 억압은 무리해서 억지로 열면 좋지 않기에 다음 상담 약속을 정하고 용서스위치를 활성화시키는 과제를 내주었다.

남편의 외도와 향수

다음 번 상담에서 그녀가 이렇게 말했다.

"이 과제를 하고 있을 때는 조금 나아진 것 같은 기분이 들지만 아직 '냄새'와 '맛'이 완전히 돌아오지는 않았어요."

나는 그녀를 앞에 두고 리딩 작업을 위해 준비해둔 '냄새'와 관련 있는 물품들을 쭉 늘어놓았다. 향신료, 조미료, 방향제, 향수, 오일 등 10여 종류였다. 위생적이지 못한 물건은 피했지만 이 중에서 몸에 잘 맞으면서도 '히스테리'라는 몸의 반응에 큰 변화를 일으키는 물건은 없을까 하는 데 생각이 미쳤던 것이다.

차례로 그녀의 손에 들게 하고는 근육 반사의 반응을 살펴보았더니 '향수'를 들고 있을 때 이상한 반응이 나타났다.

"몇 번이나 테스트를 해봐도 향수에 반응하시는군요. 무언가 마음에 짚이는 일이 있나요?"

"향수, 향수라……. 음."

이 의뢰인에게는 이러한 테스트를 실시하면서 그 후에도 세 번 더 방문하도록 했다. 그리고 다섯 번째의 리딩 분석 때였다.

"제 증상이 심리적 갈등에서 비롯되었다고는 믿기 어렵지만……."

이렇게 말을 꺼낸 뒤 그녀는 지금까지 있었던 일을 되돌아보고, 자신의 마음속에 억압이라고 생각되는 점을 정리해서 이야기하기 시작했다.

2년 전에 남편이 바람을 피웠다고 한다. 그때는 어머니와 친구들이 남자의 외도쯤이야 한두 번은 용서해주어야 한다고 해서 그런 건가 보다 하고 참았다는 것이다. 다만 그 일이 있은 후 남편과 어긋나는 일이 자꾸만 생겼고, 자신도 미래를 내다보고 무언가 기술을 익혀야겠다는 생각이 들어 자격증 공부를 시작했다고 한다.

사실 두 번째와 세 번째 리딩 분석 때 그러한 사실을 어렴풋이 알아차렸지만, 이러한 사례에서는 본인의 입으로 직접 정리해서 말하게 하는 것이 중요하기 때문에 억지로 이야기를 끌어내려 하지는 않았다.

자각하지 못해도 몸은 저항한다

"그렇지만 정말이지 남편하고는 그런대로 잘 지내고 있어요. 아직까지 그 일에 얽매여 있는 마음 상태는 아니에요."

"그런가요? 그런데 무슨 자격증을 따려고 하시는 건가요?"

"처음에는 컴퓨터에 관련된 자격증을 따려고 했고, 서예와 펜글씨도 했어요. 최근에는 아로마테라피스트 자격시험을 준비하고 있었는데 냄새를 맡지 못해서 지금은 쉬고 있어요."

이때서야 겨우 전후 상황이 훤히 보였다. 향수는 남편이 바람을 피운 상대의 상징이다. 금방 알아차릴 수 있는 낯선 여자의 향수 냄새를 풍기면서 남편이 귀가했을 때 처음으로 외도 사실을 알아차렸다고 한다. 아마도 그녀는 남편에게서 두 번 다시는 바람피우지 않겠다는 다짐을 받았을 테고, 만약 다시 한 번 배신하면 더 이상 용서하지 않겠다고 마음속으로 결심했을 것이다.

'남편이 다시는 그런 일을 하지 않았으면 좋겠다. 외도의 증거인 향수 냄새만은 맡고 싶지 않다.'

이런 마음이 그녀의 후각에 영향을 미쳤던 것이다. 그 계기는 우연히도 아로마테라피의 오일 향이었다. 그리고 냄새를 맡을 수 없게 되었으니 요리도 만들 수 없다는 논리는 그녀의 억압된 감정이 드러내는 작은 저항이기도 했으리라.

나는 느긋하게 마음먹고 그녀의 마음을 대변해주었다. 그러자 그녀는 처음으로 자신의 마음 상태를 인정했다.

"맞아요. 사실은 절대로 용서할 수 없었어요. 인정하고 싶지 않았지만, 남편뿐만 아니라 그때 어머니와 친구의 말에도 화가 났어요."

약 2년이라는 세월과 총 다섯 번의 상담을 거쳤다. 멀리 돌아온 것 같지만 그녀에게는 그만큼의 시간이 필요했고 그제야 겨우 깔끔하게 마음이 정리될 수 있었다.

오랫동안 눈물을 흘린 후 그만큼 컸던 '히스테리'의 기억이 싹 몸에서 사라졌던 일이 매우 인상적이었다.

마지막인 여섯 번째 리딩 때 일이다.

"냄새도 맛도 거의 되찾았어요. 다시 요리도 하게 되었고 남편과의 거리도 조금 가까워진 것 같아요. 이제 가까스로 용서한 걸까요? 남편은 저의 이런 증상을 꽤 걱정하는 것 같아요. 자신의 탓이라고는 전혀 생각하지 못하고 있지만요. 사실은 저도 맞바람을 피우려고 몇 번이나 생각했는지 몰라요. 하지만 지금은, 그러지 않아서 다행이라고 생각해요. 얼마 전부터는 요리학원에도 다니고 있어요."

'맞바람이라니 너무 심하잖아!' 하는 생각이 들었지만 그 사실마저 나에게 말했다는 것은 이제 정말 괜찮아진 것이라는 의미이기에 안심했다.

"와! 요리교실이라니 잘 하셨네요. 실력을 갈고닦아서 맛있는 요리의 달인이 되면 남자는 집으로 돌아오기 마련이지요."

나는 근거 없는 정설을 말했지만 이 부부는 어쩌면 그 말을 확신할지도 모르겠다. 용서스위치의 힘을 다시금 인식하게 된 상담 사례였다.

리딩이란?

리딩(reading)은 이 책에서 '어떤 정보를 파악한다'는 의미로 사용된다. 보디 리딩은 운동기능학(kinesiology, 인체의 운동 기능에 대하여 과학적으로 연구하는 운동과학 학문 – 역주)이나 생체 자기반사 등을 사용하여 몸에 축적된 긴장도를 추정하고 판독하는 일이다. 나는 심리학적인 접근법을 이용해 '신체의 마음'이나 '장기의 생각', '세포의 마음'을 이해하여 '알아내는' 기술로 활용하고 있다.

셀프 체크

언어 능력으로 장기 건강 체크하기

일본어의 50음을 세 번씩 소리 내어 읽어보자.

아이우에오/카키쿠케코/사시스세소/다치쓰테토/나니누네노/하히후헤호/마미무메모/야유요/라리루레로/와오(오)

'카(カ)'행을 발음하기 힘든 사람

오십음도를 소리 내어 읽어보자. 묵독이 아니라 실제로 발음을 내야 비로소 건강을 진단할 수 있다. 지금 목소리를 내지 못하는 사람은 집에 돌아가서 반드시 읽어보라.

오십음도 중에서 발음하기 힘든 행이 있는가?

가령 '카'행인 '카키쿠케코(カキクケコ)'를 살펴보자.

'카키쿠케코'를 발음하기 어렵다면 '간'에서 오는 스트레스 신호일지도 모른다.

실제로 간은 70퍼센트를 절제해도 재생할 정도로 소생하는 강한 생명력이 장점이지만, 술을 마시고 스트레스를 주면서 혹사시키면 역시나 약해진다. 간에 가장 큰 적은 수면 부족이다. 잠자리에 들 때 몸을 옆으로 눕힘으로써 중력을 분산시켜 낮에 쌓인 피로를 풀어주는 게 좋다.

동양의학에서 새벽 1~3시는 간을 위한 시간이다. 아무리 생활이 불규칙한 사람이라고 해도, '카'행을 발음하기 힘들고 간을 보호하고 싶다면 새벽 1시 이전에 잠자리에 들어야 한다.

'카'행을 능숙하게 발음하지 못하는 일 외에도 아래의 세 가지 중 자신에게 해당하는 항목이 있는지 살펴보자. 여기에 해당되는 항목이 있다면 간은 피로한 상태를 넘어 울고 있다고 해도 과언이 아니다. 부디 간을 잘 돌보길 바란다.

- 시간 여유가 있고 긴급한 상황이 아닌데도 서둘러 걷는 일이 많다. 건널목에서 빨간색 신호일 때도 달려서 건너가고 싶다.

- 예전에는 무척이나 기뻐하던 일도 이제는 전혀 기쁘지 않을뿐더러 오히려 언짢은 기분이 든다. 최근 들어 웃는 횟수가 줄었다.

- 자신은 화낼 생각이 아니었는데도 "오늘 뭐 화난 일 있어?", "오늘 기분이 안 좋아 보이네?" 하는 말을 듣는 경우가 늘었다.

'사(サ)'행을 발음하기 힘든 사람

이번에는 '사시스세소(サシスセソ)'를 시험해보자. '사(サ)'행을 발음하기 힘들다면 '폐'에서 오는 스트레스 신호일지도 모른다.

아래 세 가지 중 자신에게 해당되는 사항은 없는지 살펴보자.

- 머리가 멍하고 아무리 잠을 자도 피로가 풀리지 않는다.

- 생각도, 말하는 것도 불평불만뿐이다.

- 정화해야 할 슬픔을 끌어안고 사실은 괴로워하고 있다.

폐는 장기 중에서도 유일하게 자신의 의사로 움직이는 기관이며 정신을 안정시키는 자율신경계의 기능과 깊이 관련되어 있다. PART 1 제4 용서스위치의 항목을 잘 읽고 '숨 내쉬기'를 의식하면서 평소에 폐의 스트레스를 잘 다스려보자.

'하(ハ)'행, '마(マ)'행을 발음하기 힘든 사람

오십음도를 전부 비교해볼 때 '하히후헤호(ハヒフヘホ)'와 '마미무메모(マミムメモ)'의 '하(ハ)'행과 '마(マ)'행을 발음하기 힘들다면 '신장'에서 보내는 피로 신호일 것이다. 신장은 배의 뒷부분, 즉 등 쪽에 두 개가 있으며 혈액을 깨끗이 해주는 기관으로, 차렷 자세를 했을 때 팔꿈치 부분에 있다. 즉, '하'행은 오른쪽 신장, '마'행은 왼쪽 신장과 관련되어 있다.

아래 세 가지 중 자신에게 해당되는 사항은 없는지 살펴보자.

- 자세를 똑바로 하여 서지 못하고 힘들다.
- 매사에 맹렬한 기세로 돌진하며, 주위사람들이 놀랄 만큼 사소한 일로 침울해진다.
- 어떤 일을 시작하거나 계속하는 동기는 항상 '하지 않으면

비난받는다', '있을 곳이 없어질지도 모른다'는 두려움에서 비롯된다.

이 세 가지 항목 중 두 가지 이상에 해당된다면 미네랄워터 등 수분을 많이 섭취하자. 그렇게 하면 어느 정도 증상이 완화될 것이다.

'타(タ)'행, '나(ナ)'행, '라(ラ)'행을 발음하기 힘든 사람

이번에는 '타치쓰테토(タチツテト)', '나니누네노(ナニヌネノ)', '라리루레로(ラリルレロ)'이다. '타(タ)'행, '나(ナ)'행, '라(ラ)'행을 발음하기 힘들다면 '심장' 또는 '혈액'에서 보내는 신호일지도 모른다. 덧붙여서, '타'행은 우심방과 우심실, '나'행은 좌심방과 좌심실, '라'행은 전신의 혈액순환에 관여한다.

아래 네 가지 중 자신에게 해당되는 사항은 없는지 살펴보자.

- 현실적인 꿈을 꾸고 현실과 혼동한다. 또한 계속 깨어 있는 감각이므로 피로가 풀리지 않는다.
- 무엇인가를 볼 때 바로 판단하지 못하고 천천히 응시하는 일이 많다.

- 쉽게 동요한다.

- 기쁨이나 행복을 자각하지 못한다.

이러한 일이 계속될 때는 심장에 손을 대고 1분 동안 심장이 뛰는 소리를 가만히 듣기만 해도 개선 효과가 있다. 심장에 관해 상세히 설명한 PART 1의 제4 용서스위치 항목을 참고하자.

'아(ア)'행, '야(ヤ)'행, '와(ワ)'행을 발음하기 힘든 사람

마지막으로 50음 전부를 비교할 때 '아이우에오(アイウエオ)', '야유요(ヤユヨ)', '와오오(ワオヲ)'를 발음하기 힘들다면 '비장'에서 오는 스트레스 신호일지도 모른다.

비장에는 장관면역(腸管免疫, 장 내 바이러스 등 점막상피에서 감염이 성립하는 미생물에 대한 면역이 장관에서 성립하는 현상 – 역주) 작용, 낡은 적혈구 처리, 그리고 백혈구를 생성하는 기능이 있다. 더구나 '아'행은 위장의 기능, '야'행은 적혈구 성분 활성, '와'행은 백혈구 성분 활성에 관여하며 각각 상관관계에 있다.

아래 세 가지 중 자신에게 해당되는 사항은 없는지 살펴보자.

- 무기력해서 한 번 앉으면 물건을 집는 것조차 귀찮다.

- 피해망상에 가까운 사고회로에 빠져 어떤 일이든 의심을
  잘 한다.

- 생각해봤자 어쩔 도리가 없다는 것을 뻔히 알면서도 걱정
  이 많다.

이에 해당하는 사항이 두 가지 이상 있다면 PART 1의 제5 용서스
위치 항목을 살펴보자.

일본어로 장기를 단련하라

오십음도를 소리 내어 읊음으로써 신체 상태를 알 수 있다는 것은,
다시 말해 각 행을 확실히 발음함으로써 그와 관련된 장기를 단련할
수 있다는 뜻이다.

- 아이우에오(アイウエオ)를 똑똑히 발음: 위장 기능 향상

- 카키쿠케코(カキクケコ)를 똑똑히 발음: 간 기능 향상

- 사시스세소(サシスセソ)를 똑똑히 발음: 폐(호흡) 기능 향상

- 타치쓰테토(タチツテト)를 똑똑히 발음: 심장(우측) 기능 향상

- 나니누네노(ナニヌネノ)를 똑똑히 발음: 심장(좌측) 기능 향상

- 하히후헤호(ハヒフヘホ)를 똑똑히 발음: 신장(우측) 기능 향상

- 마미무메모(マミムメモ)를 똑똑히 발음: 신장(좌측) 기능 향상

- 야유요(ヤユヨ)를 똑똑히 발음: 비장(적혈구 처리) 기능 향상

- 라리루레로(ラリルレロ)를 똑똑히 발음: 혈액순환 기능 향상

- 와오오(ワオヲ)를 똑똑히 발음: 비장(백혈구 생성) 기능 향상

각각 이렇게 접근할 수 있다.

"이제부터 술 마시러 갈 거니까 카행을 세 번 읊어야지."

"왠지 긴장해서 숨이 가쁘니 심장에 손을 대고 '타치쓰테토', '나니누네노'를 소리 내서 읽어야지."

일본어의 힘을 당신의 몸으로 반드시 확인해보길 바란다.

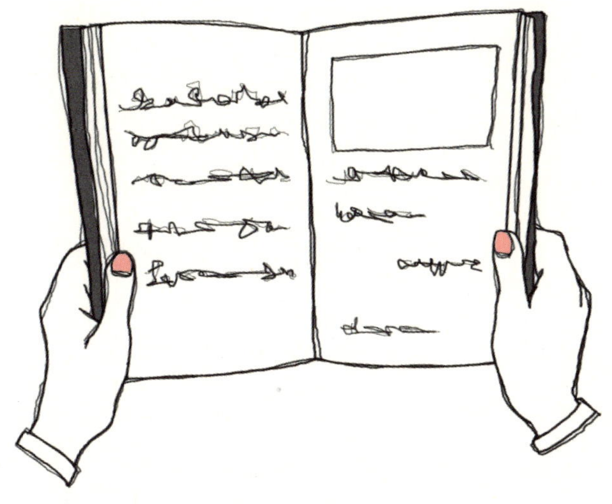

어머니를 용서하라

빈혈과 월경과다로 고민하던
30대 여성(스위치 레시피: 제2 용서스위치)

　　카운슬링을 받으러 온 30대 여성은 빈혈과 월경과다로 고민하고 있었다. 신체에 관해 리딩 작업을 해보니 증상의 원인은 틀어진 골반에 있었지만, 골반이 틀어지는 현상은 정체(整體)요법으로 교정하고 있다고 했다. 하지만 아무리 물리적으로 교정해도 금세 또 틀어지기에 마음의 작용에 문제가 있는 것은 아닐까 하고 나를 찾아왔던 것이다. 나는 골반의 기분을 중심으로 이미지 미션을 실시했다. 그러자 그녀의 '이너 차일드(어린 시절의 감정이나 동기가 성인이 되어서까지 그대로 유지되는 현상 – 역주)' 현상이 드러났다.

나를 지키고 세상을 떠난 어머니

그녀에게 이미지워크를 유도했더니 전세의 이야기인지, 분쟁이 끊이지 않는 중동 지역 어느 시대의 영상이 나타났다. 영상에서 그녀는 서너 살 정도의 어린 아이로 등장했다. 폭격을 당한 마을에서 한 사람만 살아남는데, 그게 바로 그녀였다. 폭격 당시 어머니가 그녀를 꼭 끌어안아준 덕분에 가까스로 목숨을 부지할 수 있었던 것이다. 하지만 그 폭탄으로 인해 어머니는 세상을 떠나고 말았다.

폭격이 종료된 후, 적군이 그 마을에 주둔했다. 혼자서 마을을 헤매던 그녀는 순찰대에 발견되고 만다. 이 대목이 이미지워크에서 가장 희한한 부분인데, 그녀를 발견한 순찰대원 역시 그녀 자신이었던 것이다.

그녀 자신이 그녀를 쫓아간다. 쫓아가는 영상, 쫓기는 영상이 계속된다. 어린 그녀가 도망쳐 숨은 장소, 그곳은 과연 어디였을까? 쫓기다 막 잡히려는 순간에 그녀가 숨어들어 간 곳은 그녀를 끌어안은 자세 그대로의, 돌아가신 어머니 품속이었다.

이미지는 추구하지 않는 것이 좋다

그녀의 머릿속에 그 영상이 실제처럼 떠오른 모양이었다. 이미지를 떠올리던 그녀도 무척이나 애잔한 광경에, 굵은 눈물을 뚝뚝 떨어뜨렸다. 자신의 내면에서 그러한 영상이 나왔으니 충격이 클 것이다. 하지만 그때는 그 영상이 대체 무엇을 표현한 메시지였는지 나도 그녀도 알지 못했다.

나는 이 사례뿐만 아니라 카운슬링을 할 때마다 항상 명심하는 것이 있다. 카운슬링을 할 때 끄집어낸 이미지는 이미지 그대로 놓아두는 편이 좋다는 사실이다. 이 책에서 용서스위치가 뜻하는 주제이기도 하듯이, 용서할 수 없는 마음이나 떠오른 이미지에 너무 집착하면 힘들고 괴로운 기억을 되살릴 뿐, 결코 해결되지 않는 경우도 있다.

행여 자신조차도 이해하기 힘든 마음 상태를 다른 사람이 판단하는 것은 그 이미지를 변색시킬 위험성이 있다. 마음 상태에 지나치게 얽매이지 말고 몸을 움직이는 훈련을 통해 신체부터 접근함으로써 더 좋은 방향으로 이끌 수 있다.

자신과 어머니를 객관적으로 바라보다

그녀는 이미지워크를 실시한 후에 고관절 통증이 훨씬 가벼워졌고 고통스럽던 월경 전 증후군에서도 해방되었다. 아마도 마음속 어딘가에서 자신의 용서스위치를 깨닫게 된 것이리라.

현실 세계에서 그녀는 유소년 시절부터 계속해서 어머니와 갈등을 겪어왔으며 무슨 일이 있을 때마다, '내가 이렇게 자신감이 없는 이유는 어머니가 나를 이렇게 키웠기 때문'이라고 생각해왔다.

그 어머니가 지난해에 세상을 떠났다고 한다. 사이좋게 지내지 못하고 가슴에 응어리가 남은 채로 50대의 젊은 나이에 세상을 떠난 그녀의 어머니. 영상에 나타난 이미지는 그녀가 실제로 어머니에게 느끼는 '죄책감'이었을지도 모른다.

이미지워크 중에 쫓기던 그녀는, 숨으려다 죽고 만 어머니를 꼭 안고 있었다고 볼 수 있다. 반드시 주둔군에게서 지키려고 했을 것이다. 영상 속에서 그 광경을 발견한 순찰대원이 그녀 자신이었다는 사실은, 어머니와 자신의 관계를 객관적으로 볼 수 있게 되었다는 뜻이기도 하다. 이미지워크에서 이 부분은 정말 중요한 핵심이다.

골반에 이너 차일드가 살고 있다

골반과 대퇴골을 연결하는 고관절에는 '비경(脾經)'이 지나고 있다. 비경은 동양의학에서 말하는 경락의 하나로, 소화기능 전반과 혈액의 흐름을 조절하는 '기(氣)'의 연결이다. 비경이 약한 사람은 월경과다나 빈혈 증상으로 고생할 확률이 높다.

제2 용서스위치 영역인 골반은 '자궁'을 지탱하는 중요한 곳이다. 이곳에 이너 차일드가 살고 있다니 왠지 이해할 수 있을 것 같다. 월경과다로 고민하는 사람은 반드시 두 손을 양쪽 허리에 대고 돌출부가 있는 뼈를 만져보라. 그곳에는 당신이 아이였을 때 느낀 감정이 쌓여 있다. 어떠한 감정인지까지 굳이 파헤칠 필요는 없다.

다만 그곳에 어루만져주기를 바라는 감정이 깃들어 있다는 사실을 인식하자. 물론 PART 1의 제2 용서스위치에서 소개한 미션은 이너 차일드 증상을 치료하고 싶어 하는 사람에게 효과가 크다.

> **이너 차일드**
>
> '내적인 아이'라는 의미로, 잃어버린 어린 시절에 본래 있어야 하는 자신을 뜻한다. 전생요법이나 히프노테라피(최면 치료 기법을 활용한 자연 출산 방식 – 역주)에서 이너 차일드와의 만남은, 본래의 자신을 알 수 있는 계기이자 자신과의 약속 수단으로서 매우 중요하다.

셀프 체크
50보 제자리걸음으로 골반 비틀림 정도 확인하기

1. 그림처럼 바닥에 테이프로 '열십자(+)를 만든 후 맨발 또는 양말을 신고 글자 가운데에 선다.
2. 눈을 감고 그 자리에서 제자리걸음을 하다가 50보째에 멈추고 눈을 뜬다. 그리고 자신이 '열십자(+)'에서 얼마나 벗어난 자리에 서 있는지 확인한다.

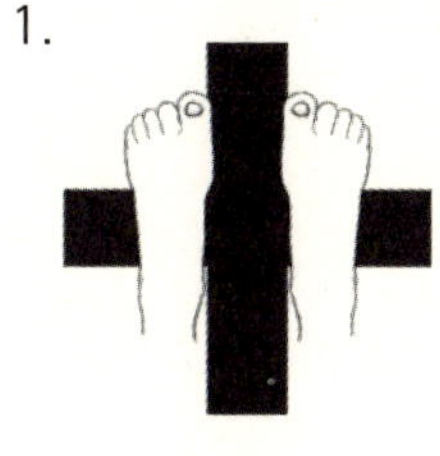 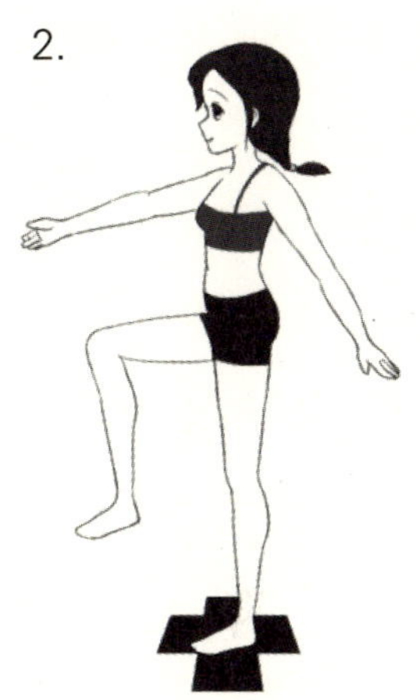

서 있던 자리에서 멀리 벗어나 있는 사람도 있다. 행여 다치는 일이 없도록 주위를 정리한 후에 동작을 시작하자.

1, 2, 3, 4… 그리고 50보째

'50보 제자리걸음'을 끝마치고 눈을 뜬 순간, 당신은 '열십자'에서 어느 방향으로 벗어나 있었는가? 처음 해본 사람은 출발점에서 생각지도 못한 방향으로 크게 벗어나 있는 자신의 모습에 당황할지도 모른다.

이 테스트는 이 책의 테마인 용서스위치와는 다른 각도에서 자신의 마음 상태를 알아보는 것으로, 잠재의식에 숨겨진 진정한 자신의 목소리를 듣는 방법이기도 하다.

아마도 대부분의 사람은 비스듬한 왼쪽 앞이나 비스듬한 오른쪽 앞으로, 혹은 똑바로 앞을 향해 나아가 있을 것이다. 우선 나아간 방향에 따라 그 사람의 신체 경향을 살펴보면 다음과 같다.

- 똑바로 앞을 향해 나아간 사람: 고양이등.
- 왼쪽 앞으로 비스듬히 나아간 사람: 좌측 골반이 열려 있음.
- 오른쪽 앞으로 비스듬히 나아간 사람: 우측 골반이 열려 있음.

결과에 신경이 쓰이는 사람은 평소에 의식적으로 자세를 바르게 한다거나 다리를 꼬고 앉지 않도록 주의를 기울이자.

융 심리학에 따른 사고 습관

이번에는 '50보 제자리걸음'으로 알 수 있는 마음의 경향에 관해서 살펴보자. 스위스의 정신과 의사 칼 구스타브 융(Carl Gustav Jung)이 창시한 분석심리학인 융 심리학에서는 사람의 성격을 '8가지 유형'

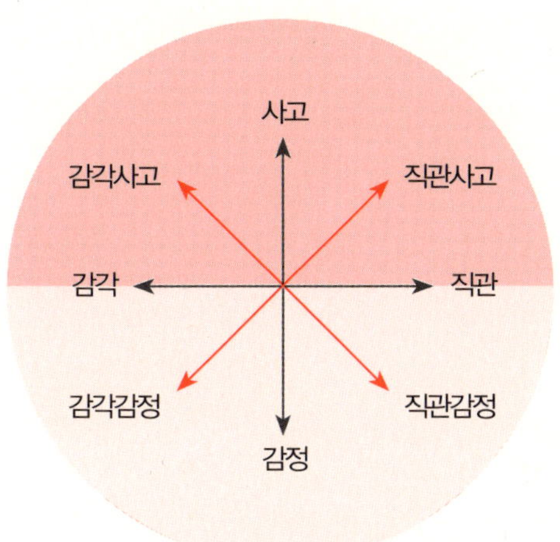

으로 분석했다. 이 여덟 가지 유형에 방향성을 부여한 연구가 있다. 이 연구 도표와 당신이 출발점에서 나아간 방향을 대조해보자.

- 똑바로 앞을 향해 나아간 사람: '사고'

- 왼쪽 앞으로 비스듬히 나아간 사람: '감각사고'

- 오른쪽 앞으로 비스듬히 나아간 사람: '직관사고'

사람은 사고를 지니고 전진하는 생명체이지만 그 배경에는 감춰진 '감정'이 깃들어 있다.

이번에는 앞서 설명한 화살표와 반대 방향을 살펴보자.

- 똑바로 앞을 향해 나아간 사람: '사고'의 반대='감정'
- 왼쪽 앞으로 비스듬히 나아간 사람: '감각사고'의 반대=
  '직관감정'
- 오른쪽 앞으로 비스듬히 나아간 사람: '직관사고'의 반대
  ='감각감정'

앞서 실시한 '50보 제자리걸음'의 결과가 앞, 뒤, 비스듬한 오른쪽, 비스듬한 왼쪽으로 벗어나면 벗어날수록 '그 이면에 있는 감정으로부터 도피' 성향이 있는 것으로 분석할 수 있다.

이때 내가 보디 카운슬러로서 연구한 내용은 다음과 같다.

'열십자'에서 앞쪽으로 벗어난 사람

전진의 잠재적 희망은 자유, 변화, 자발성, 희망, 만남, 끌어당김, 미래의 가능성, 개인적 미의식을 의미한다. 하지만 그 반대쪽에는 '어린 시절의 감정'이 잠재되어 있다. '어린 시절의 감정'에는 과거, 어린 시절, 개인적 죄책감, 미숙함, 유약함, 소극성, 제한, 부모의 속박 등이

있다.

정면을 향해 한참 벗어난 사람은 제한, 속박, 부모나 세상의 이목 등 다양한 압박에서 도망치고 싶다는 욕구를 표현하는지도 모른다. 이너 차일드의 치유, 부모에 대한 용서와 감사가 당신에게 진정한 의미에서 전진을 재촉하고 있다.

'열십자'에서 왼쪽으로 벗어난 사람

왼쪽 앞으로 비스듬히 나아가는 잠재적 희망은 더 높은 자아, 영감, 정신성, 도덕, 잠재능력, 내면의 안정을 나타낸다. 하지만 그 대각선상에 '직관감정'을 감추고 있다. '직관감정'에는 불안과 공포, 옛일에 사로잡힘, 나태, 방황, 무사안일주의, 변화에 대한 저항, 책임회피, 현실도피, 좌절, 실연, 트라우마 등이 있다.

비스듬하게 왼쪽 앞으로 상당히 벗어난 사람은 이러한 감정에서 멀어지고 싶은 것인지도 모른다. 과거의 좌절이나 트라우마를 두 번 다시 겪고 싶지 않다는 무의식적 회피욕구가 당신을 정신성이나 영적 직관으로 향하게 하고 있다면 어느 쪽이든 현실감이 없어져 배타적인 성향이 나타난다.

'열십자'에서 오른쪽으로 벗어난 사람

오른쪽 앞으로 비스듬히 나아가는 잠재적 희망은 이상, 사회적 평판, 이상적인 자신의 모습, 경제적인 성공, 명예, 달성, 결혼을 표현한다. 하지만 그 대각선상에 '감각감정'을 감추고 있다. '감각감정'에는 억압된 것, 감춰진 본심, 자신의 내면에 있는 인정하고 싶지 않은 면, 타인에게 투영되기 쉬운 자신의 싫은 점, 콤플렉스, 성적인 억압 등이 있다.

비스듬하게 오른쪽 앞으로 상당히 벗어난 사람은 이러한 감정에서 멀어지고 싶은 것인지도 모른다. 자신 내면에 있는 인정하고 싶지 않은 부분을 숨기기 위해서 사회적 성공 또는 경제적 성공을 원하고 있다면 조바심과 지나친 부담감이 생겨난다.

결과는 매번 달라진다

당신의 결과는 어떠한가? 또한 분석 결과를 읽어보고 무엇을 느꼈는가?

'50보 제자리걸음' 테스트의 결과가 확정적인 것은 아니다. 가령, PART 1의 용서스위치를 읽고 깨달은 점이 있다거나, 그중에 소개된 미션을 실행하여 마음의 상처가 사라진다면, 또는 자신과 능숙하게 대화할 수 있어 마음이 느긋해진다면 새로운 인생이 시작될 것이다. 6개월에 한 번 정도 자신의 마음 상태를 살펴보는 것이 좋다. 물론 자신의 마음이 어느 곳을 향하고 있는지, 마음의 상처가 얼마나 치유되었는지 알고 싶다면 일주일에 한 번 정도 실시해보자.

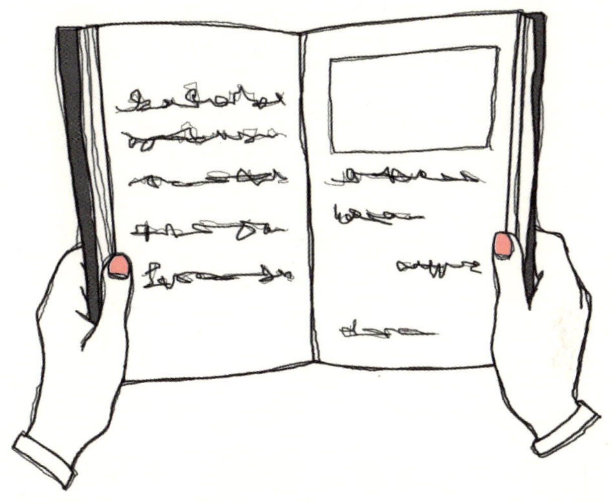

아버지를 용서하라

항상 불안감에 시달리던

20대 아토피 환자 (스위치 레시피: 제3 · 제4 용서스위치)

"사실은 저, 미인이에요."

밝은 목소리로 말하는 그녀의 얼굴은 애처로울 정도로 부어 있는 상태였다.

스무 살의 이 여성은 전문대학을 졸업하고 꿈이었던 패터너 (patterner, 디자이너가 그린 그림을 바탕으로 옷본을 뜨는 사람 – 역주)로 취직이 결정되어 이제 사회로 막 나가려던 참이었다.

"저도 이제 사회인이 될 텐데, 그 전에 어떻게든 아토피를 치료하고 싶어요."

그녀는 어렸을 때 '아토피 피부염'이라는 진단을 받았다. 아토피만큼 피부와 장기(臟器), 그리고 마음과의 관계를 그대로 드러내는 질병은 없다.

병원에서 같은 병명으로 진단을 받았더라도 사람마다 병의 내력은 확연히 다르다. 원인도 복합적인 경우가 많기 때문에 의뢰인에게는 체질을 개선하는 과정이라고 설명하고 일 년 정도 꾸준히 상담치료를 실시했다.

"음, 미리 말씀드리지만 저는 당신의 피부염을 고쳐드릴 수가 없습니다. 당신의 피부염이 무엇을 호소하고 있는지를 함께 고민하고……."

내가 다정다감하게 말을 건네자 그녀는 고개를 숙이고 울기 시작했다. 오랫동안 카운슬링을 경험해온 나도 놀라서 하던 말을 딱 멈추고 진중하게 그녀를 마주보며 다시금 그녀의 이야기에 귀를 기울였다. 그러자 그녀의 입에서 봇물 터지듯 끊임없이 불안한 심정이 쏟아져 나왔다.

"저는 평생 이 모습인 걸까요? 계속 이런 피부로 살아가야 하나요? 일은 제대로 할 수 있을까요? 저와 결혼할 남자가 있을까요? 아기는 낳을 수 있나요?"

겉보기에 무척 다부져 보이는 그녀는, 어릴 적부터 사람들 앞에서는 애써 밝게 행동해왔다고 한다. 사람들이 자신의 아토피 때문에 걱정하는 상황이 싫었던 것이다.

'괜찮아, 문제없어' 하고 스스로 격려할 심산으로 주변을 즐거운 분위기로 이끌다가 어느새 분위기 메이커가 되어 모든 사람의 구심점이 되었다. 그 덕분에 친구도 많다.

"하지만 때때로 불안해져요. 저는 정말 괜찮은 걸까요?"

그녀에게는 자신의 이미지를 깨뜨리지 않으려고 지나치게 활달한 척하는 습관이 몸에 배어 있었다. 하지만 그런 만큼, 혼자 있으면 불안감이 심해졌다.

바로 '모두에게 따돌림 당할 것만 같은' 불안감이라고 한다. 그리고 이런 불안감이 며칠 동안 계속되면 반드시 피부가 가려워지기 시작한다. 약을 먹고 부지런히 연고를 바르며 거울에 비친 자신을 보고 자기혐오에 빠지는 날들의 연속이었다.

"언제나 환절기가 되면 이런 감정 기복을 더 이상 견딜 수 없어 저의 한계를 실감하곤 해요."

계절이 바뀌거나 인생에 변화가 있는 시기 등, 환경이 달라질 때마다 피부 상태가 악화된다고 하는데, 몸이 이러한 유형의 피부염을 어떻게 기억하고 있는지 분석하는 데 이 '감정의 기복'이 중요한 키워드다.

신체의 리딩 작업을 해보니 그녀의 신체에서 가장 이상이 감지된 곳은 '장'이었다. 특히 장 내의 산성과 알칼리성의 균형(pH) 기능에 불안정한 반응이 나타났다.

장이 원인이 되어 아토피성 피부염이 된 경우는 상당히 많다. 장 내의 수소 이온 농도 지수(pH)가 제대로 기능하지 못하면 장 내에 100조 마리나 산다고 하는 장 내 세균이 타격을 받아서 여러 가지 독소를 발생시킨다. 그리고 장 내 림프관이 그 독소를 회수하여 말단 림프, 즉 피부 안쪽으로 옮긴다. 독소가 땀으로 배출되지 않고 피부 안쪽에 쌓이면 바로 피부염의 원인이 되는 것이다.

위산의 영향도 원인이 된다

"근데 말이죠, 당신은 잘 먹는 편인가요?"

여성에게는 실례가 되는 질문이므로 조심스럽게 물었다.

"네, 먹을 때는 상당히 잘 먹어요. 하지만 먹지 않을 때는 하루에 한 끼 정도 먹어요."

감정의 기복이 심해지면 '위액' 분비에 영향을 미친다. 이 여성도 위액의 분비 상태가 극과 극을 오가고 있었다.

위액은 pH 지수로 말해서 pH1이나 pH2 정도의 강한 산성이다. 다른 소화액은 위액보다 조금 알칼리성으로 치우쳐 있으므로 소화된 음식물이 위에서 십이지장을 통해 소장을 지날 때는 완전히 중화되어 pH5~6, 대장에 이르러서는 pH7 정도가 되는 것이 딱 좋다.

하지만 아토피성 피부염인 사람은 pH지수의 균형이 잘 이루어지지 않아 식사를 하지 않았는데 위산이 나오기도 하고, 반대로 식사를 했는데도 위산이 제대로 분비되지 않을 때도 있다. 이런 상황이 되면 장 내에서는 산이 강해졌다가 알칼리가 강해졌다가 하는 등 균형이 깨지고 만다. 그때마다 장 내에 독소가 발생하기 때문에 '장→림프→피부배설→독소 침착→염증'의 순서가 끊임없이 되풀이된다.

위산과 마음은 연결되어 있다

위는 감정의 영향을 가장 많이 받는 기관이다. 하룻밤 사이에 위궤양이 생기기도 할 정도이니 위산의 분비 상태는 감정의 변화 그 자체라고 해도 지나치지 않다. 화를 내거나 조바심이 생기면 혈액 속에 혈당이 증가하고 위는 위산을 자꾸 방출한다. 반대로 걱정이 되거나 두려운 일이 있으면 위는 빈혈 상태가 되어 기능을 멈추려고 한다. 사람이 불안을 느낄 때는 위의 내용물이 좀처럼 장으로 이동하지 않는다. 반대로 흥분했을 때는 이동 속도가 빠른데다 위액 작용을 충분히 받지 않은 채로 음식물이 지나가므로 소화불량이 되기 쉽다.

그녀의 신체를 리딩 작업으로 분석해보니 '긴장'이라는 심리적인 스트레스가 '위'에 영향을 미치고 있었다. 분명 위가 갑자기 기능을 멈출 만큼 심각한 일이 있었을 것이다.

제3 용서스위치와 관련되어 있다

"아버지가 무서웠나요?"

내가 불쑥 질문을 던지자 그녀는 의아해하는 표정으로 되물었다.

"어떻게 아셨어요? 네, 엄청 무서웠어요. 하지만 제가 고등학교에 입학하기 전에 돌아가셨습니다. 성실한 분이셨지요."

위는 뱃속에 있으므로 제3 용서스위치와 관련이 있다. 여성이라면 아버지가 미치는 영향이 드러나는 부분이다. 게다가 이야기를 들어보니 분명히 아버지는 엄격했으며, 특히 식사 중의 예절에 유난히 민감했다고 한다.

"식사할 때면 긴장감이 감돌았고 아버지의 불호령 한 마디에 가족 모두가 움찔하고는 했어요. 그때 저는 미처 깨닫지 못했지만, 다른 식구들 말로는 아버지의 호통 소리에 위까지 흠칫흠칫 긴장할 정도였다고 해요."

식사를 하다가 깜짝 놀라곤 하던 식습관은 상상하기 어려울 정도로 이후의 소화 형태에 영향을 미친다. 결정적으로 "행실이 바르지 못한 자식은 우리 집에 필요 없다"는 아버지의 말이 몸에 기억으로 남아 더욱 강력하게 작용했으리라. 아버지가 말하는 '행실이 바르지 못한 자식'이 될 경우 닥쳐올 '버려질지도 모른다는 불안감'은 이때 뿌리내린 것일지도 모른다.

"어른이 된 후에도 아버지하고는 별로 대화가 없었나요?"

"네, 무섭기만 했어요. 두려운 이미지 그대로 돌아가셨으니까요."

본인은 잊고 있었지만 아버지에 대한 인상이 그녀의 몸에 기억되어 위산의 분비 불균형이라는 형태로 뚜렷하게 마음에 상처를 남긴 것이다.

반년 만에 아토피가 낫다

"정말 좋아하는 남자가 생기면 됩니다. 그에게 따뜻하게 안기면 당신의 피부는 분명히 좋아질 거예요."

"네?" 하고 놀라는 그녀의 얼굴을 본체만체하고 나는 용서스위치를 켜기 위한 미션을 몇 가지 지침서에 써내려 갔다.

그녀는 그때부터 정기적으로 내게 상담치료를 받으러 왔고 반년이 지날 때쯤 아토피가 다 나았다. 처음 만난 사람이라면 그녀에게 아토피가 있었다는 사실조차 눈치 채지 못할 정도로 피부가 깨끗해졌다.

"우아! 정말로 미인이셨군요."

"왜 그러세요? 저 말이죠, 애인이 생겼어요. 선생님 덕분이에요."

"네? 그것 참 잘 됐네요. 미인이니 당연한 일이지만."

"그런데요, 자꾸 압박감 주지 마세요. 또 언제 가려움증이 재발할지 불안하니까요."

"피부염이 심해지면 애인이 도망가지 않을까, 그런 마음이요?"

"치! 선생님 짓궂으세요."

"나 혼자 남겨지지 않을까, 필요 없다고 하지나 않을까, 하고 말이죠. 그 기분을 없애는 데는 시간이 걸리겠지만 그런 마음을 모조리 그에게 털어놓고 파트너십과 스스로에 대한 자신감을 새롭게 만들어가는 건 어떨까요? 그렇게 하는 데 집중하면 피부에 대해서는 신경 쓰지 않아도 괜찮을 거예요."

그날로 그녀의 상담치료는 끝났다. 그리고 꽤 세월이 흘러 3년 뒤 정월이 되었다.

그녀가 연하장을 보내왔다. 동봉된 사진에서는 그녀가 남편(물론 그때의 애인)과 아이와 함께 웃고 있었다.

"아이를 낳았어요! 자신감이 생겼습니다."

아! 똑똑히 기억하고 있었구나. 그녀가 그녀 나름대로 애인에게서도, 아버지에 대한 기억이나 그와의 이별에 대한 불안에서도, 그리고 무엇보다 자신에게서 도망치지 않고 제대로 맞서 이겨냈다는 사실이 그 짧은 메시지에서 절실히 느껴졌다. 용서스위치가 훌륭하게 활성화되었던 것이다.

엄마와 아이 모두 행복한 '얼굴'로 웃고 있는 모습을 보고 한시름 놓았다. 나는 사진을 보면서 이렇게 중얼거렸다.

"정말 미인이 되었네."

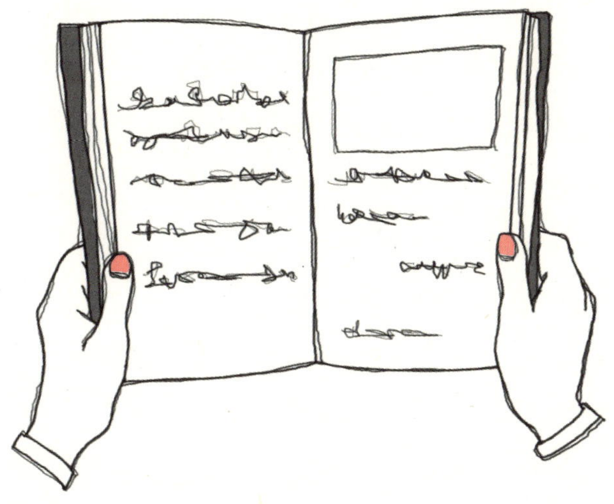

과거를 용서하라

선천성 아토피로 고통받던

2세 여자아이 (스위치 레시피: 제1 · 제7 용서스위치)

나는 어른부터 아기까지 아토피성 피부염으로 고통받는 의뢰인을 많이 만나왔다. 그리고 내가 실시해온 '몸에 새겨진 기억의 분석'을 통해 아토피성 피부염인 사람에게 '죽음에 대한 공포의 감정'이 관련되어 있는 사례를 숱하게 보았다.

하지만 본인들은 그러한 기억을 자각하지 못하는 경우가 대부분이었다. 처음에는 이를 마음의 호소로서 그다지 중요하게 여기지 않았다. 하지만 상담자들에 대한 데이터를 정리하여 다시 살펴보니 아토피성 피부염인 사람에게 '죽음에 대한 공포심'이 상당한 빈도로 연결되어 있었다. 이는 대체 무엇을 의미하는 것일까?

어느 정도 나이가 든 사람은 '죽음'을 자각할 수 있기 때문에 다소 '죽음에 대한 두려움'은 있을 수 있다. 하지만 태어난 지 몇 개월이 채 되지 않은 아기나 겨우 두세 살인 아이들이 반응하는 이유는 대체 무엇일까?

죽음에 대한 공포

내가 이 문제에 깊이 빠져든 계기는 두 살짜리 여아와 어머니가 상담하러 왔을 때였다.

팔꿈치와 무릎에 수없이 많은 염증이 있던 아이의 몸에도 '죽음에 대한 공포'라는 기억이 새겨져 있었다. 하지만 이 아이의 모습을 보면 성격은 활발하기 그지없었다. 활기차고 밝았으며 가려움에 대한 조바심은 있었지만 이제 막 시작된 인생, 즉 '삶'을 마음껏 누리는 듯이 보였다. '죽음'을 구체적으로 떠올리고 있다고는 도무지 생각되지 않았다.

그런데 기억의 리딩 분석에서는 확실히 '죽음에 대한 공포'에 반응했다. 아이를 데려온 어머니에게 혹시 아이가 태어난 후 큰 사고가 있었는지, 아니면 엄마 뱃속에 있을 때 엄마 자신이 공포를 느낀 적이 있었는지를 물었다. 하지만 아이 어머니는 딱히 짚이는 일이 없다고 했고, '죽음에 대한 공포'라는 단어에 어리둥절한 표정을 지을 뿐이었다.

여기서 한 발 나아가 몸에 새겨진 기억에 관해 더 파고들까, 아니면 단념하고 시점을 달리 바꿔볼까 고민이 되었다. 죽음에 대한 공포라는 말만 들어도 아이가 걱정이 되어 견딜 수 없는 어머니에게 '이 아이가 앞으로 사고를 당하는 것은 아닐까, 큰 병에라도 걸리는 것은 아닐까' 하는 쓸데없는 걱정을 하게 할 수도 있었다.

이제부터는 의뢰인과의 신뢰관계가 효과를 내는 단계였지만, 이 모녀는 가까운 지인이 소개한 사람이라 그때의 카운슬링에서 한 발 더 나아가 다른 시점에서 접근하기로 했다.

피부염의 일종인 아토피는 염증이 어떻게 몸으로 나오는지를 면밀히 관찰한다. 가령 무릎 뒤쪽과 눈꺼풀에 난 종기는 주로 신장이나 부신에 기인하는 경우가 많다. 또한 목 회전, 팔꿈치, 등 윗부분의 염증은 호흡기 계통과 연관되어 있다.

이 아이의 특징은 손목이었다. 손목에 마치 칼로 그은 것 같은 상처가 나 있었다. 어디까지나 피부염이지만 피부염인 것치고는 선명하게 줄이 나타나 있었다. 더군다나 양쪽 손목에 모두 있었으며 특히 왼쪽 상처가 더 또렷했다.

아이의 피부염은 전생과 관계가 있다

내가 이 특징에 주목한 이유가 있다. 사실은 이전에도 같은 피부염 환자의 등에 큰 염증이 나타나 있던 사례가 인상에 남아 있었기 때문이다. 그 환자는 자신의 등에 있는 염증이 '전생' 때문이라고 말했었다. 그는 최면요법을 받았는데 그때 전생 최면이 걸리자 '등에 생긴 염증은 화형을 당해 비명횡사했을 때의 흔적'이라고 말했다.

나는 전생의 존재를 믿는 편은 아니기에 카운슬링을 할 때 전생을 그다지 끌어내지 않는다. 전생, 전세, 초고대문명, 우주인, 유에프오 (UFO) 등은 증명할 도리가 없어 상담에 이용할 수 없다고 판단했기 때문이다. 그때는 "응, 응" 하고 건성으로 듣는 정도였지만, 이후 신경이 쓰여 전세나 전생에 관한 문헌을 많이 읽었다.

이때를 계기로 나도 최면요법(hypnotherapy)을 받아들이고 전생요법에 관해 깊은 견해를 갖게 되었다. 그리고 전생이나 전세에서 어떤 일을 체험했는지 아는 것이야말로 어떤 사람에게 있어서는 중요한 스위치가 될 수도 있다는 사실을 이해하게 되었다.

2세 여아의 어머니에게 실례가 되지 않도록 신중하게 단어를 고르고 전생요법의 실례를 들어 조심스럽게 이야기를 꺼냈는데, 의외로 어머니는 깊이 공감하면서 거침없이 말했다.

"그럼 이 아이가 전생에 자신의 손목을 그어 자살한 적이 있다는 거로군요."

"맞습니다" 하고 똑 부러지게 단언하지도 못하고 오히려 내 쪽에서 대답이 막혔다. 내가 동요하는 데도 전혀 개의치 않고 뜻밖에 어머니는 새로운 사실을 알려주었다.

"실은 저도 전생요법을 받은 적이 있어요."

그래서 수월하게 상담을 이어나갈 수 있었다.

"전생에 딸아이와 저는 매우 가까운 관계였다고 해요. 지금 선생님 말씀을 들으니 이 아이가 느낀 '죽음에 대한 공포'는 아마도 저와의 관계 속에서 느낀 '죽음'이 아닐까 싶은 생각이 드는군요. 분명 이 아이는 저에게 '살아간다'는 것이 얼마나 근사한지를 알려주려고 제 뱃속으로 온 거라고 생각해요."

어머니의 고백에 나는 다시 한 번 "음" 소리를 낼 수밖에 없었다.

물론 피부염에 걸린 사람이 모두 전생에 원통한 죽음이라는 짐을 짊어진 것은 아니다. 다만 이러한 배경은 환자에게 중요한 의미를 지닌다.

요즘 NBM(Narrative Based Medicine, 환자 개개인의 체질, 생활사, 생활환경 등에 관심을 가지면서 치료해나가는 맞춤형 의학 – 역주)이 주목받고 있다. 비록 전생이라 할지라도 환자가 실제로 자기 인생의 내용에 반영한다면 그 사람에게는 현실이다.

피부염은 인간에게 보내는 메시지

'죽음에 대한 공포'란 바꿔 말하면 '어떻게 충실한 삶을 살아갈까' 하는 명제와 일맥상통한다. 만일 전생을 전제로 한다면, 일본에서 아토피성 피부염이 증가하고 있는 현상은 더 나은 삶을 살고자 하는 영혼이 많이 환생하기 때문이라고 볼 수 있다. 그렇다면 피부염은 현재의 일본인에게 '살아간다는 것은 본질적으로 무엇인가'를 가르쳐주는 메시지라고 해석할 수 있을지도 모른다.

인정하기만 해도 스위치가 켜진다

이 아이의 상담에서는 어머니가 전생이나 아이의 인생, 그리고 태어난 의미를 재인식한 것만으로도 용서스위치가 켜진 모양이다. 이후 이 모녀에게 변화가 일어났다. 딸의 손목에 있던 상처가 없어지고 팔꿈치와 무릎이 깨끗해진 것이다. 가장 큰 변화는 어머니가 무척 건강해지고 보기에도 밝아졌다는 사실이다.

"이 아이는 제게 많은 것을 가르쳐주었어요. 아토피에 어떻게 맞서야 할지, 당시에는 아무에게도 털어놓지 못하고 고민했지만 지금은 아는 엄마들이 자녀의 아토피 때문에 힘들어할 때마다 제가 조언해주고 있답니다."

아토피성 피부염은 어떤 의미에서는 치료와 개선이라는 목표를 향해 걸어감으로써 부모와 자식의 관계에 인연을 크고 깊게 해준다. 그리고 필연적으로 부모는 부모로서 성장하게끔 독려를 받는다. 그리고 부모는 자녀에게 '부모'로 있어 주는 존재라는 사실을 깨닫게 된다. 나는 새삼 부모와 자식 간의 신비로운 인연에 관해 생각하게 되었다.

이 사례에서 깨달은 것이 있다. 용서스위치는 자신의 마음이나 몸 상태에 눈을 돌리고 깨닫기만 해도, 그리고 개선하려고 노력하기만 해도 활성화된다는 사실이다. 당신도 이 책에서 용서스위치를 켤 수 있는 실마리를 잔뜩 얻기를 바란다.

나는 현대의 질병 대부분이 '커뮤니케이션 오류 병'이라고 생각한다. 사소한 단어를 잘못 파악하거나 사고방식과 감성의 미묘한 온도 차이, 이런 오류가 쌓이고 쌓여 우리는 스트레스를 느낀다.

게다가 지금은 인터넷 환경에서 이메일 교신, 온라인에서의 연락 타이밍, 혹은 휴대폰의 전파가 연결되어 있느냐 아니냐에 따라 인간관계가 가까워지거나 반대로 소원해지는 현상이 일어나고 있다. 블로그나 페이스북에서의 사소한 말 한 마디가 조바심을 일으키고 그날 하루를 망치기도 하지 않는가.

지금 눈앞에 없는 사람의 의도 파악이나 흥정 등의 부정적인 습관을 계속 이어가면서 오늘 눈앞에 있는 사람과 대화를 하기 때문에 '커뮤니케이션 오류'는 한층 증폭된다. 현대인의 뇌가 쉽게 피로해지는 것은 100년 전과 비교하면 하늘과 땅 차이일 것이다. 그래서 필요한 것이 바로 누군가를 '용서하는 마음'이다. 많은 사람들이 '용서하는 일'이 인간의 삶을 보다 가치 있게 만들어준다고 말하고 있다.

용서하는 능력은 인간으로서 자신의 가치를 측정하는 중요한 기준이다.

– 맥스웰 몰츠(Maxwell Maltz)

정말 사랑하고 싶다면 용서할 줄 알아야 한다.

– 마더 테레사(Mother Teresa)

나약한 사람일수록 용서할 줄 모른다. 용서한다는 것은 강인하다는 증거다.

– 마하트마 간디(Mahatma Gandhi)

용서의 기술에서 가장 중요한 것은 기꺼이 용서하는 일이다.

– 조셉 머피(Joseph Murphy)

〈머피의 법칙〉으로 유명한 조셉 머피가 용서하는 일을 '기술'이라고 파악한 것을 보면 아마도 달관자인 듯하다.

용서하는 마음은 '고도의 심리사회'에서 필요한 '고도의 심리기술'이다. 우리가 용서하는 마음을 몸에 익히는 일은 현대 사회를 우아하게 살아가는 지혜이자 기술인 것이다. 물론 마음에 여유가 없을 때도 있다. 그러한 때일수록 자신의 신체 건강에 관심을 돌려서 '용서스위치'를 제대로 활용하길 바란다.

이 책의 구성에 전력을 다해주신 주부의 벗 인포스 정보사의 오카다 스미에씨와 작가 간다 하루씨에게 이 자리를 빌려 감사의 말씀을 전하고 싶다. 나의 원고가 늦어진 데 대한 그녀들의 '용서스위치'에 감탄할 따름이다. 또한 이 책의 발간은 수많은 의뢰인과 전국의 자연치유력학교에 다니고 있는 분들의 협조가 없었다면 실현되지 못했을 것이다. 여러분 모두에게 진심으로 감사드리며 글을 마친다.

용서스위치

초판 1쇄 펴낸 날 | 2014년 8월 22일

지은이 | 오노코로 신페이
옮긴이 | 김윤경
펴낸이 | 홍정우
펴낸곳 | 브레인스토어

책임편집 | 신미순
디자인 | 윤수경
일러스트 | 오주연
마케팅 | 한대혁, 정다운

주소 | (121-894) 서울시 마포구 양화로 7안길 31(서교동, 1층)
전화 | (02)3275-2915~7
팩스 | (02)3275-2918
이메일 | brainstore@chol.com
블로그 | http://blog.naver.com/brain_store
트위터 | https://twitter.com/brainstorepub
페이스북 | http://www.facebook.com/brainstorebooks

등록 | 2007년 11월 30일(제313-2007-000238호)

한국어출판권 © 브레인스토어, 2014
ISBN 978-89-94194-56-1 (13510)

* 이 책은 저작권법에 따라 보호받는 저작물이므로 무단 전재와 무단 복제를 금하며, 이 책 내용의
  전부 또는 일부를 이용하려면 반드시 저작권자와 브레인스토어의 서면 동의를 받아야 합니다.

이 도서의 국립중앙도서관 출판시도서목록(CIP)은 서지정보유통지원시스템 홈페이지(http://
seoji.nl.go.kr)와 국가자료공동목록시스템(http://www.nl.go.kr/kolisnet)에서 이용하실 수
있습니다.(CIP제어번호: CIP2014022105)